当代中医外治临床丛书

肿瘤
中医特色外治 199 法

总主编 庞国明　林天东　胡世平　韩振蕴　王新春
主　编 庞国明　张云瑞　林天东　李　慧

U0206047

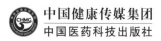

中国健康传媒集团
中国医药科技出版社

内 容 提 要

　　本书分为概论和临床应用两部分。概论部分系统介绍中医肿瘤外治历史、常用外治法的作用原理以及临床注意事项等内容。临床应用部分介绍常见 20 种肿瘤疾病的 199 个外治方。本书适合各级中医、西医、中西医结合肿瘤专业从事临床、教学、科研工作者阅读参考。

图书在版编目（CIP）数据

肿瘤中医特色外治 199 法 / 庞国明等主编 . — 北京：中国医药科技出版社，2021.5
（当代中医外治临床丛书）
ISBN 978-7-5214-2335-8

Ⅰ . ①肿⋯　Ⅱ . ①庞⋯　Ⅲ . ①肿瘤－中医治疗法－外治法　Ⅳ . ① R273

中国版本图书馆 CIP 数据核字（2021）第 035628 号

美术编辑　陈君杞
版式设计　也　在

出版　**中国健康传媒集团** | 中国医药科技出版社
地址　北京市海淀区文慧园北路甲 22 号
邮编　100082
电话　发行：010-62227427　邮购：010-62236938
网址　www.cmstp.com
规格　710 × 1000mm $^1/_{16}$
印张　9
字数　142 千字
版次　2021 年 5 月第 1 版
印次　2024 年 4 月第 2 次印刷
印刷　三河市万龙印装有限公司
经销　全国各地新华书店
书号　ISBN 978-7-5214-2335-8
定价　**35.00 元**

获取新书信息、投稿、
为图书纠错，请扫码
联系我们。

甘洪桥	艾为民	龙新胜	平佳宜	卢　昭
叶　钊	叶乃菁	付永祥	代珍珍	朱　琳
朱　璞	朱文辉	朱恪材	朱惠征	刘　辉
刘宗敏	刘建浩	刘鹤岭	许　亦	许　强
阮志华	孙　扶	苏广兴	李　松	李　柱
李　娟	李　慧	李　淼	李义松	李方旭
李玉柱	李正斌	李亚楠	李军武	李红梅
李宏泽	李建平	李晓东	李晓辉	李鹏辉
杨玉龙	杨雪彬	吴先平	吴洪涛	宋震宇
张　平	张　芳	张　侗	张　挺	张　科
张　峰	张云瑞	张亚乐	张超云	张新响
陈　杰	陈　革	陈丹丹	陈宏灿	陈群英
武　楠	岳瑞文	金　凯	周　夏	周克飞
周丽霞	庞　鑫	庞国胜	庞勇杰	庞晓斌
郑晓东	孟　彦	孟红军	赵子云	赵庆华
赵海燕	胡　权	胡永召	胡欢欢	胡秀云
胡雪丽	南凤尾	柳国斌	柳忠全	闻海军
娄　静	姚沛雨	钱　莹	徐艳芬	高言歌
郭　辉	郭乃刚	黄　洋	黄亚丽	曹秋平
曹禄生	龚文江	章津铭	寇志雄	谢卫平
靳胜利	鲍玉晓	翟玉民	翟纪功	

编撰办公室主任　韩建涛

编撰办公室副主任　王凯锋　庞　鑫　吴洪涛

本书编委会

主　编　庞国明　张云瑞　林天东　李　慧

副主编（按姓氏笔画排序）

　　　　王　强　苟文伊　高言歌　强亚杰

　　　　强瑞耀　楼正亮

编　委（按姓氏笔画排序）

　　　　王亚楠　王凯锋　王金宝　王瑞阳

　　　　司卓琳　刘鹤龄　许　亦　宋振民

　　　　张欠欠　张亚乐　范柳笛　庞　鑫

　　　　庞国胜　赵一举　袁　晨　徐　岳

　　　　徐国瑞

良工不废外治

——代前言

　　中医外治法是中医学重要的特色标志之一。在一定程度上讲，它既是中医疗法乃至中医学的起源，也是中医药特色的具体体现。中医外治法经历了原始社会的萌芽、先秦时期的奠基、汉唐时期的发展、宋明时期的丰富、清代的成熟以及当代的完善与发展。尤其是近年来，国家中医药管理局高度重视对中医外治法的发掘、整理与提升，并且将其作为中医医院管理及中医医院等级评审的考评指标之一，极大地推动了中医外治法在临床中的应用和推广。中医外治法与内治法殊途同归、异曲同工，不仅可助提临床疗效，而且可以补充内治法的诸多不足，故自古就有"良工不废外治"之说。因此，中医外治法越来越多地得到各级中医管理部门、各科临床一线医护人员的高度重视和青睐。

　　近年来，中医外治法的发掘、整理、临床应用研究虽然受到高度重视，但惜于这许许多多的传统与现代新研发的外治疗法散见于各个期刊、著作等文献之中，不便广之，尤其是对于信息手段滞后及欠发达地区的基层医务人员来说，搜集资料更加困难，导致临床治疗手段更是受到了极大的限制。为更好地将这些疗法推广于临床各科，更好地弘扬中医特色外治疗法，在上海高品医学激光科技开发有限公司、河南裕尔嘉实业有限公司的支持与帮助下，我们组织了全国在专科专病领域对外治法有一定研究的50余家中医医院的260余位临床专家编撰了这套《当代中医外治临床丛书》。本丛书以"彰显特色、简明扼要、突出实用、助提疗效"为宗旨，每册分为概论和临床应用两大部分。其中概论部分对该专病外治法理论基础、常用外治法的作用机制、提高外治临床疗效的思路与方法以及应用外治法的注意事项五个方面进行阐述；临床应用部分以病为纲，每病通过处方、用法、适应证、注意事项、出处、综合评按六栏对药物外治法、非药物外治法进行详细介绍。尤其是综合评按一栏，在对该病所选外治法进行综合总结分析的基础上，提出应用外治法的要点、心得体会、助提疗效的建议等，乃本书的一大亮点，为读者正确选用外治方法指迷导津，指向领航。本套丛书共分为内科、外科、妇科、儿科、五官科、皮肤科、男科、骨伤科、肛肠科、康复科十大类20个分册，总计约300万字。其中，书名冠以"××法"，实一方为一法。希望本套丛书的出版能为广大中医、西医、中西医结合临床工作者提供一套实用外治疗法参考书。

由于时间仓促，书中难免有不足之处，盼广大读者予以批评指正，以利再版时修订完善！

庞国明

2021 年 3 月

编写说明

恶性肿瘤已成为威胁人类健康的主要疾病之一，其发病率与病死率呈逐年上升趋势，目前在肿瘤的治疗中，西医疗法占据着绝对优势，但其存在的局限性和容易出现的各种并发症也大大降低了临床疗效，甚至可能会因为患者出现严重的不良反应而不得不中断治疗。

而中医对于肿瘤的治疗相对保守，讲求标本兼顾，在治疗肿瘤的同时兼固护正气，所用方法涉及内服方药和外治法。其中中医外治法以其安全、有效的优点，越来越多地被运用到肿瘤的治疗中，在很大程度上减轻了肿瘤患者的痛苦，提高了患者的生存质量。

本书从临床实践出发，通过外治 199 方的举例，阐述了中医外治法在常见肿瘤疾病中的应用。本书介绍了肺癌、胃癌、肠癌、卵巢癌等多种常见肿瘤疾病的中医外治法，方法涉及中医灸法、针刺、导引按摩、中药贴敷等，具有较强的实用性，是广大肿瘤临床医师、护士和药学工作者及医学生工作学习的必备参考书。本书适合各级中医、西医、中西医结合肿瘤专业从事临床、教学、科研的工作者参考应用，但须注意书中涉及的方剂及治法请在专业医师指导下使用。

限于作者水平，书中难免有疏漏与不足，敬请广大读者批评指正。

编　者

2021 年 3 月

目　录

第一章

概论

第一节　中医外治法源流

中医学在肿瘤治疗上，除了内服药物外，尚有外用药物、针灸、手术割治等法。早在公元前 12 世纪的周代，医生已分"医师、疾医、食医、疡医及兽医"等，其中"疡医掌肿疡、溃疡、金疡、折病之祝药"，这里所说的"疡"颇似肿瘤一类疾病。

一、先秦时期

《周礼·天官》说："凡疗疡，以五毒攻之，以五气养之，以五药疗之，以五味节之。"据郑玄注："五毒攻之谓：'今医方有五毒之药，作之，合黄堥，置石胆、丹砂、雄黄、矾石、磁石于其中，烧之三日三夜，其烟上着，以鸡为帀，取之以注创（疮）'，恶肉破骨则尽出。"这是我国应用外用药物治疗疮疡的最早记载。1973 年长沙马王堆出土的《五十二病方》，据考证外治法在该书中占有很大比重，总共 280 余方中，外用方有 94 个，其中就有以灸治疣病的方子。《黄帝内经》中应用外治疗法更趋广泛，有膏、汤熨法、浴法、灸法等记载，在《灵枢·痈疽》中记载用针刺治疗多种疮疡、恶疽，还使用豕膏（即猪油）外涂以保护皮肤。

二、晋唐时期

晋代葛洪等医家，善于炼丹，广泛使用外用升药（腐蚀剂）治疗痈疽肿疡类疾病。《肘后备急方》记载："男子阴疮损烂，煮黄柏洗之。"尚有"渍之""淋洗""泥疗""蜡疗"等不同的外治方法。《晋书》载："帝日有瘤疾，使医割之。"这是我国用手术割治肿瘤较早的文献记载。至隋唐时期，手术割治肿瘤已有很大进步，如对"瘿瘤"类病症，唐人已能够用刀针加以割除。《太平广记》卷 220 引《稽神录》："处士蒯亮，言其所知，额角患瘤医之割之，得黑石棋子，巨斧由之终不伤。"这一时期的外治法种类日益增多，如有针角法、火针法、水蛭疗法、贴胶法等。孙思邈的《千金方》《千金翼方》和王焘的《外台秘要》记载了用针刺治疗"瘿瘤"类疾病，并提出对某些肿瘤禁用针刺。治乳岩，孙思邈用连翘汤内服，用赤龙汤及天麻洗之，敷二物飞乌膏及飞乌散，提出"若始作者，可敷黄芩漏芦散及黄连胡粉散"。王焘对乳岩（癌）治疗则主张用芍药散内服、柏皮膏外敷，内外兼治。对瘢痕疙瘩的治疗，《千金方》有"灭疤膏"外贴的记载。

三、宋金元时期

宋代东轩居士著《卫济宝书》第一次提到"癌"字，并把"癌"列为痈疽五发之一，有"癌发"以麝香膏贴之的外治记载。金元时代的《外科精义》对外治疗法又有不少创造，设有"溻渍疮肿法"专节论述。

四、明清时期

明代《外科正宗》《证治准绳》《景岳全书》《外科启玄》《奇效良方》《本草纲目》等著作，对熏洗、枯瘤、腐蚀等外治方法的使用、作用原理、适应证等，都做了较详细的论述。而对于肿瘤的治疗，明代陈实功《外科正宗》记载有用艾灸及外贴蟾酥饼治疗茧唇（唇癌）的方法，《外科启玄》采用散郁消肿祛毒法治疗乳岩，用"洪宝膏退热生肌，加乳香、没药止痛，再服神效瓜蒌散治之效。"清代《医部全录》《外科大成》《医宗金鉴》等著作对肿瘤治疗也采用了许多外治方法，如《医宗金鉴》治乳岩用外贴季芝膏，其核可消。《外科大成》说："凡痈疽，发背，诸毒，恶疮，洗以湿面，随肿根作围……"这是治疗肿疡疾病的一种围药法。清代吴尚先著《理瀹骈文》运用很多方法治疗肿瘤疾病，有膏药疗法、湿热疗法（围罐发汗、煅炕出汗、熨斗、热砂熨、热水熏、冷水疗）、蜡疗（黄蜡和热敷患处）、泥疗法、发泡疗法等等，为我国外治疗法的发展做出了重要贡献。

五、近现代

至近现代，随着西医学的传入，临床对肿瘤的治疗方法又有了进一步发展，目前的主要治疗方法有手术、放化疗、靶向治疗、免疫治疗等，这些方法可使癌痛得到快速缓解，但随之产生的药物依赖性及一系列并发症，严重影响患者的生存质量和治疗效果。而同时中医外治法以多样的形式，如外用散剂、复方外涂膏剂等在临床得到了有效应用。但是由于使用中医外治法时需辨证论治，在临床治疗中仍未得到普遍推广，未来将中医外治法与西医治疗相结合，可为肿瘤的综合治疗开创一条新途径。

第二节　常用的中医外治法

中医外治法包括了多种疗法，且大多数有简、便、验、廉的优点。这些方法可分为以下五大种类。①针灸类疗法：包括体针疗法、头针疗法、眼针疗法、耳针疗法、三棱针疗法、梅花针疗法、水针疗法、温针疗法、火针疗法、穴位艾灸疗法、针灸刀疗法等；②挑痧类疗法：包括挑治疗法、刮痧疗法、刺络疗法、割治疗法、拔罐疗法等；③敷布类疗法：包括热敷疗法、浸泡疗法、熏洗疗法、熏蒸疗法、石蜡疗法等；④疏通类疗法：包括灌肠疗法、捏脊疗法、喷嚏疗法等；⑤其他疗法：包括推拿类疗法、气功类疗法、心理调解类疗法、音乐疗法等。选择合适的外治法，往往能帮助患者减轻痛苦，延长生存期。现将常见的肿瘤病外治法介绍如下。

（一）针刺疗法

针刺疗法包括普通针刺、电针等，它是在中医经络学说理论基础上，用毫针针刺相应穴位，通过经络、腧穴的传导作用以及运用补泄的手法来治疗全身的疾病，从而调节机体功能的疗法，通常具有补虚泻实、调和阴阳、疏通经络等功效。根据针具的不同形制、用途、刺激方式等，针刺疗法主要有以下几种：

（1）毫针疗法：用毫针（包括芒针）刺入皮内。

（2）皮肤针疗法：用多支短针浅刺人体皮肤。

（3）皮内针疗法：以特制的小型针具固定于腧穴部的皮内或皮下，进行较长时间埋藏。

（4）火针疗法：用特制的针，针尖用火烧红，迅速刺入人体的一定穴位或部位，以治疗疾病（此法目前基本不用，而是进化为微创消融技术）。

（5）水针疗法：又称穴位药物注射法，用注射针刺入皮肤后，推注相应药物治病。

（6）鍉针疗法：用鍉针按压经络腧穴治病。

（7）电针疗法：以毫针刺入腧穴后，针柄通入电流，以加强刺激量。

（8）刺络疗法：用三棱针刺血络以放血治病。

（9）圆利针疗法：用圆利针点刺体表或挑刺皮下组织。

（二）艾灸疗法

艾灸疗法产生于中国远古时代，最初可能是采用一般的树枝柴草取火烧灼、烫、熨，以消除病痛，以后才专门选用艾草作为主要灸料。用艾草作施灸材料，有温经散寒、活血通痹、疏风解表、温阳补虚、回阳固脱、补中益气、升阳举陷、消瘀散结、拔毒泄热、降逆下气、通畅气机、防病保健、延年益寿等作用。将艾叶制成艾条、艾炷等，通过点燃艾条或艾炷后产生的艾热刺激人体体表穴位或特定部位，激发经气，从而调整人体紊乱的生理生化功能，以达到防病治病目的。艾灸常与针刺并用，有相辅相成之功效。艾灸疗法可分为艾条灸、艾炷灸、温针灸、温灸器灸、太乙针灸、雷火灸等。灸法除以艾叶作为主要材料外，其他尚有用硫黄、黄蜡、灯心草、桑枝、桃枝等作为灸法的材料。

（三）中药贴敷疗法

中药贴敷疗法包括穴位贴敷、中药硬膏贴敷等，又称为"自灸"或"天灸"，是以中医经络学说为理论依据，把药物研成细末，用水、醋、酒、蛋清、蜂蜜、植物油、清凉油、药液调成糊状，或用呈凝固状的油脂（如凡士林等）、黄醋、米饭、枣泥制成软膏、丸剂或饼剂，或将中药汤剂熬成膏，或将药末散于膏药上，再直接贴敷于人体皮肤、经络腧穴、孔窍、患处（阿是穴）等，用来治疗疾病的一种疗法。该方法作用范围广，操作简便，还可以与热疗等其他疗法配合使用。中药贴敷疗法通过药物直接刺激穴位，并通过透皮吸收，使局部药物浓度明显高于其他部位，作用较为直接，其适应证遍及临床各科，"可与内治并行，而能补内治之不及"，常能取得显著功效。

中药贴敷疗法在临床中有诸多优点：

（1）用药安全，诛伐无过。贴敷疗法不经胃肠给药，无损伤脾胃之弊，治上不犯下，治下不犯上，治中不犯上下。在临床应用时出现皮肤过敏或水疱，及时中止治疗，给予对症处理，症状很快就可消失，并可继续使用。

（2）简单易学，便于推广。贴敷疗法有许多较简单的药物配伍及制作方法，易学易用，不需特殊的医疗设备和仪器。无论是医生还是患者或家属，多可随学随用。

（3）取材广泛，价廉药简。贴敷疗法所用药物除极少数是名贵药材外（如麝香），绝大多数为常见中草药，价格低廉，甚至有一部分来自生活用品，如葱、姜、蒜、花椒等。且本法用药量很少，既能减轻患者的经济负担，又可节约大量药材。

（4）疗效确切，无创无痛。贴敷疗法集针灸和药物治疗之所长，所用药方配伍组成多来自临床经验，经过了漫长岁月和历史的验证，疗效显著，且无创伤无痛苦，对惧针者、老幼虚弱之体，或不肯服药之人、不能服药之症，尤为适宜。

（四）推拿疗法

推拿疗法是用医者的手或肢体或其他部位，按照特定的技能和规范化的动作，在人体体表经穴上进行操作的方法，是防治痛病的主要手段。具有疏通经络、松解痉挛、理筋整复、调和气血、活血止痛、开通闭塞、温里散寒、回阳救逆等功效。

（五）中药离子导入（微创透入）法

中药离子导入法是将中药液经过离子导入仪或借助射频、微波、超声聚焦等方法，作用于肿瘤生长处或特定体表部位，以消除肿块或改善肿瘤并发症的方法。

（六）耳穴疗法

耳穴疗法是通过耳廓诊断和治疗疾病的一种方法。耳穴疗法包括耳穴毫针法、耳穴贴压法、耳部放血法、耳穴埋针法、耳穴电针法、耳穴药物注射法、割耳敷药法、耳穴贴膏法、耳穴梅花针法、耳穴按摩法等多种方法。

（七）中药熏洗疗法

中药熏洗疗法是将中药熬制成汤剂，熏洗患处，以起活血通络、利水消肿止痛等功效的一种外治法。

（八）刮痧疗法

刮痧疗法是用边缘光滑的刮痧板，在人体的体表上进行推动刮治的方法，因民间用于治疗痧证，故称刮痧疗法。

（九）拔罐疗法

拔罐疗法古称角法或角吸法，又称吸筒法。这是一种以罐作工具，借助热力排出其中的空气，造成负压，使之吸附于腧穴或应拔部位，产生刺激，使局部皮肤充血、淤血，以达到防治疾病目的的一种外治法。该疗法适用于风湿痹病、各种神经麻痹，以及一些急慢性痛，如腹痛、背腰痛、痛经等，还可用于感冒、咳嗽、哮喘、消化不良等脏腑功能紊乱方面的病证。此外，如丹毒、红丝疔、毒蛇、咬伤等外科疾病等也可使用。

中医外治法历史悠久，种类繁多，是中医学治疗体系中独具特色的治疗方法，随着"以人为本""绿色疗法"等医学理念的逐步推广和深化，中医外治法以其安全、有效的优点越来越受重视，加强对肿瘤外治法的研究，不断改进和完善，必将为肿瘤患者的治疗提供更多选择。

第三节　中医外治法的作用原理

一、中医外治法总的作用原理

（一）经络传导作用

经络具有独特的生理功能，主要表现为沟通表里、运行气血、输送营养，维持体内脏腑、四肢百骸、皮肉筋骨的正常功能。在肿瘤治疗方面，经络的作用主要体现于三个方面：①引药达位，使外用药物循经到达病位；②激发经络穴位的神经 – 内分泌 – 免疫系统，起到间接免疫吞噬、杀灭及诱导凋亡的作用；③沟通表里，由表及里，改善脏腑功能，调和阴阳，充分调动机体正气而收到抗癌效应。

（二）通过皮肤、黏膜透入

中医外治法选用中药进行敷、贴、涂、擦、熏、蒸、洗、浴等，可使一部分药物通过皮肤腺体直达浅层肿瘤病灶，直达靶区；另一部分经过皮下毛细血管进入人体内循环系统，在血液、淋巴及其周围发挥抗肿瘤作用。

二、常见外治法的基本作用原理

（1）穴位贴敷：它是以中医经络理论为指导，辨证取穴，通过透皮吸收和穴位刺激的双重作用，使贴敷的药物作用于皮毛、穴位、经络，从而发挥调节机体功能和治疗疾病的作用。

（2）针灸疗法：包括针刺和艾灸疗法。基于脏腑经络理论，经脉内联系于脏腑，外联系于肢节，因此针刺体表穴位即可传导至经络系统，从而达到调补阴阳、疏通经络、推动气血的作用；而艾叶性温，燃烧时可借灸热刺激穴位激发经络之气，由表及里，通过经络传感至病所，从而起到固本除邪、调整气血阴阳的治疗作用。

（3）拔罐疗法：拔罐有以下作用：①负压作用；②温热作用：温通经络，温养阳气，温散寒邪，回阳救逆，以使阳气来复，散其寒邪；③调节作用：通过负压和温热刺激引起的局部反应而作用于全身，从而调节机体的功能，以达到治病的目的。

（4）刮痧疗法：刮痧后血管暂时缩小，继而逐渐扩张，血行显著旺盛，进而促进新陈代谢，对于血行障碍、炎症、肿胀等病理状态得到改善，同时使病变细胞得到氧气的补充发生活化，全面增强人体自身的愈病能力。刮痧还可对神经的抑制或兴奋以及体内各种分泌腺的功能有调整作用。

第四节　提高中医外治法临床疗效的思路与方法

恶性肿瘤已成为威胁人类健康的主要疾病之一，其发病率与病死率呈逐年上升趋势。在恶性肿瘤治疗中，中医外治法可以改善癌痛，控制胸水、腹水，减轻手术及放疗、化疗副作用，在改善不良反应和提高患者生活质量方面疗效显著，同时具备的操作简单、疗效确切、副作用小等特点受到广泛关注，并被越来越多地运用到恶性肿瘤的综合治疗中。为充分发挥中医药外治法的优势，我们应不断探索中医外治法在肿瘤治疗中的作用机制，探索提高其临床疗效的思路与方法。

一、严格遵循辨证论治的原则

外治法是相对内治而言，外治法与内治法一样，同样需要在中医理论指导下辨证用药。要想提高肿瘤中药外治疗法的临床疗效，就必须坚持以中医理论为指导，严格遵循辨证论治的原则，治要"先辨证、次论治、次用药"，且辨证有五：一审阴阳，二察四时五行，三求病机，四度病情，五辨病形，精于五者，方可辨证分明。辨证是论治的前提和依据，也只有明确病变的阴阳、表里、虚实、寒热等属性，抓住疾病本质，把握病证的标本、轻重、缓急，才能正确施治，达到预期效果。

二、加强肿瘤病中医外治法的推广

中医外治法在临床应用中有其独到之处，可以补充内治的不足。现代研究也表明：中药外用为体表直接给药，经皮肤或黏膜表面吸收后，药力直达病所，迅速有效，且可避免口服药经消化道吸收所遇到的多环节灭活作用及一些内服药带来的某些毒性和副作用。特别是晚期肿瘤患者，正气衰弱，不耐攻伐，单靠内服药疗效不佳，中药外敷更具优势。但是，由于中医外治法需辨证论治，在临床治疗中仍未得到普遍推广，且大多数患者还不了解，也不能接受这种方法，因此，加大中医外治法在肿瘤治疗中的推广显得尤为重要。

三、中西医结合，内外法合用，逐步建立统一疗效衡量标准

当然中医外治疗法也有一定的适应证和禁忌证，应随病症变化，灵活应用。特别在肿瘤治疗中若能内外合用，则能相得益彰，提高疗效。目前中医外治法治疗恶性肿瘤的研究仍存在不少问题，如中医外治法研究主要集中于临床疗效观察方面，缺乏病理生理学、药理学等基础研究支撑。对于外用有毒抗肿瘤中药，其体内代谢过程、效应靶点、有效剂量、中毒剂量等研究不够深入，临床观察研究存在观察样本量偏小且缺乏统一的疗效标准。因此，如何建立统一疗效衡量标准，利用现代药理学研究方法，形成较统一的外用药物剂型、用量规范是我们中医外治疗法今后进一步深入研究的方向。化疗、靶向、免疫治疗的发展日新月异，新药的不良反应日渐显露，如表皮生长因子受体抑制剂的皮肤毒性、血管生成因子受体抑制剂使用中出现的高血压、出血等都对中医药外治法提出了新的课题。随着以上基础研究的进展及临床研究的规范，困扰中医外治法抗肿瘤发展的难点将逐一解决，中医外治法在肿瘤治疗领域将会大有作为！

第五节　应用中医外治法的注意事项

中医外治法在我国历史悠久，内容丰富，早已是一门专门学问。《五十二病方》及《内经》已均积累了丰富的经验。张仲景撰《伤寒杂病论》时，已总结有针、灸、温、烙、熨、药摩、坐药、洗浴、润导、浸足、灌耳等外治法与外治技术。但任何技术都有应用的局限性和注意事项，下面就介绍常用外治法实际操作中需要注意的几个方面。

一、针灸疗法注意事项

（1）应在休息、进食后再行针灸，否则容易引起患者晕针。晕针的表现是患者突然出现精神疲倦、头晕目眩、心慌气短、恶心欲呕、面色苍白、出冷汗等。若有上述情况，应及时告知医师处理。晕针患者一般平卧休息后即可恢复正常。

（2）在进行针刺操作时患者应取舒适自然的体位，否则留针期间容易疲劳；留针期间肢体不宜再动，以免发生折针、针体移位误伤组织等不良后果。有的患者针后穴位局部有一些不适感，一般数小时内可消失。

（3）有出血性疾病的患者，或常有自发性出血、损伤后不易止血者，不宜针刺。

（4）如患者不能配合，一般不留针。婴幼儿囟门部及风府、哑门穴等禁针。

（5）皮肤感染、溃疡、瘢痕和肿瘤部位不予针刺。

（6）眼区、胸背、肾区、项部，胃溃疡、肠粘连、肠梗阻患者的腹部，尿潴留患者的耻骨联合区针刺时应掌握深度和角度，禁用直刺，防止误伤重要脏器。

（7）过于疲劳、精神高度紧张、饥饿者不宜针刺；年老体弱者针刺应尽量采取卧位，取穴宜少，手宜法轻。

（8）怀孕妇女针刺不宜过猛，腹部、腰骶部及能引起子宫收缩的如合谷、三阴交、昆仑、至阴等穴位禁止针灸。

二、按摩疗法注意事项

（1）按摩者的双手应保持清洁、温暖，指甲应修剪，指上不戴任何装饰品，以免损伤被按摩者的皮肤。

（2）按摩前被按摩者要排空大小便，着舒适的衣服，需要时可裸露部分皮肤，以利于按摩。

（3）按摩时要随时调整姿势，使按摩者和被按摩者处在一个合适松弛的体位上，从而有利于发力和持久操作。

（4）按摩时为了避免过度刺激被按摩部位的皮肤，可以选用一些皮肤润滑剂，如爽身粉、按摩膏、凡士林油等，涂在被按摩部位的皮肤上，然后进行按摩。

（5）全身按摩时应注意操作方向，要顺着血液和淋巴液回流的方向。

（6）按摩时，要注意顺序，用力要由轻到重，再逐渐减轻而结束。

（7）按摩者用力不要太大，用力大小以被按摩者能够耐受为度。按摩时注意观察被按摩者的全身反应，一旦出现头晕、心慌、胸闷、四肢冷汗、脉细数等现象，应立即停止按摩，给予休息、饮水等对症措施。

（8）患有各种急性传染病、急性骨髓炎、结核性关节炎、传染性皮肤病、皮肤湿疹、水火烫伤、皮肤溃疡、肿瘤以及各种疮疡者，经期女性，怀孕五个月以上的孕妇，急性腹膜炎、急性化脓性腹膜炎、急性阑尾炎患者，某些久病过分虚弱的、素有严重心血管病或高龄体弱的患者，均禁用按摩法治疗。

三、熏洗疗法注意事项

（1）熏洗时，为避免药液蒸汽走散，要加盖被单，或用厚纸卷筒罩住患部和盛药液的器皿（如熏眼时）。

（2）要使蒸汽热度适中，并掌握好患部与盛药液器皿的距离，以免烫伤或灼伤患部,但药液也不可过冷。

(3)某些需延长时间熏洗的疾病,可将铁秤砣或洗净的鹅卵石烧红,放入盆内,加强蒸发。

(4)熏洗时,冬季应保暖,夏季宜避风寒,以免感冒加重病情。熏洗下肢后,要立即拭干,盖被保暖。

(5)眼部的新出血性疾患,或脓成局限的病灶,及恶性肿瘤局部破溃者忌用本法。

(6)孕妇及年老体弱者,严重心血管疾病、严重贫血、活动性肺结核等的患者,禁用全身熏洗法。

四、针刀疗法注意事项

(1)由于小针刀疗法是在非直视下进行操作治疗,如果对人体解剖特别是局部解剖不熟悉,手法不当,容易造成损伤,因此医生必须掌握刺激穴位深部的解剖知识,以提高操作的准确性。

(2)选穴一定要准确,选择阿是穴作为治疗点的一定要找准痛点的中心进针,进针时保持垂直(非痛点取穴可以灵活选择进针方式),如偏斜进针易在深部错离病变部位,损伤非病变组织。

(3)注意无菌操作,特别是在重要关节如膝、髋、肘、颈等部位的关节深处切割时尤当注意。必要时可在局部盖无菌洞巾,或在无菌手术室内进行。对于身体的其他部位只要注意无菌操作便可。

(4)小针刀进针法要速而捷,这样可以减轻进针带来的疼痛。在深部进行铲剥、横剥、纵剥等法剥离操作时,手法宜轻,不然会加重疼痛,甚或损伤周围的组织。在关节处做纵向切剥时,注意不要损伤或切断韧带、肌腱等。

(5)术后对某些创伤不太重的治疗点可以做局部按摩,以促进血液循环和防止术后出血粘连。

(6)其他注意及禁忌

①血友病、血小板减少、出凝血时间不正常者绝对禁用。

②精神病患者,严重神经官能症或有过癔症发作的患者要特别慎重。

③发热、急性病患者，应在病愈后再考虑该疗法。

④一切内科疾病的发作期，如冠心病、心梗、心衰，肺、肝、胆、胰、肾等疾病的急性期均不可做针刀闭合型手术。

⑤白细胞减少、血沉增速、贫血患者等应待好转后再做针刀闭合型手术。

⑥高血压、糖尿病未控制症状者应缓期进行，待血压较平稳、糖尿控制较好并接近正常时再做针刀闭合型手术。

⑦对于妇女行经期不做针刀。对月经过多、经期过长的患者应在好转后再做针刀闭合型手术。

⑧对于骨质疏松患者要选择性地治疗。老年人、甲状旁腺功能亢进者、年老体弱患者，要慎重采用针刀疗法。

⑨施术部位皮肤有炎症表现者，如有窦道、皮肤炎症、毛囊炎者禁行针刀闭合型手术。施术部位深部有炎症、脓肿，表现为局部红、肿、热、痛、功能障碍者，或施术部位有重要器官、大血管、神经干等无法避开，可能引起出血、神经干损伤、气胸、感染及其他损伤者，禁用针刀疗法。

五、穴位贴敷疗法注意事项

（一）操作注意事项

（1）敷药之前，一般应用 75% 乙醇溶液常规消毒穴位或患处皮肤，也可用温开水或其他消毒液洗净穴位处皮肤，然后再敷药，以免发生感染。

（2）通常在敷药之后认真覆盖，束紧固定，以防药物流失或药物脱落而灼伤附近组织。对于贴在头面部的药物，外加固定特别重要，这可防止药物掉入眼内，避免发生意外。

（3）选取穴位不宜过多，每穴药物用量宜小，敷贴面积不宜过大，敷贴时间一般在 2~4 小时，以免发泡面积过大而引起不良反应。

（4）贴药时间内，应尽量减少出汗，以使药物与穴位充分接触，并保持医用胶布的粘性。敷药后 10 小时内，敷药部位一般不宜接触冷水或过热水，勿抓破和擦拭；穴位贴敷治疗当天，患者要禁食寒凉、生冷和辛辣之品。

（二）贴敷宜忌人群

（1）孕妇慎用，多数外贴药物对孕期妇女可能不安全。

（2）对药物过敏者不宜贴敷；对橡皮膏过敏者应提前告诉医生，换用其他方式固定。

（3）严重皮肤病患者，如皮肤长疱、疖以及皮肤有破损或有皮疹者不宜使用。

（4）严重的荨麻疹患者不宜使用。

（5）疾病发作期患者，如急性咽喉炎、发热、黄疸、咯血、糖尿病血糖控制不良、慢性咳喘病的急性发作期等患者不宜使用。

（6）患有严重心肺功能疾病者不宜使用。

（三）膏药使用注意事项

（1）掌握好适应证，每种膏药都有其独特的药理作用，不可随意"通用"。

（2）在贴膏药之前，应先用热毛巾或生姜片将患处或穴位处的皮肤擦净拭干，然后再贴。

（3）选准贴敷部位。

（4）扭伤 24 小时内属急性期，不要贴膏药。以免使肿胀加重，疼痛更甚。

（5）过敏体质者容易引起皮肤过敏，可能出现皮肤发痒、灼热、疼痛、红肿、丘疹等症状，应慎用。

（6）头面部特别是眼睛、口鼻附近不要贴膏药。

（7）凡是含有麝香、乳香、红花、没药、桃仁等活血化瘀成分的膏药，孕妇均禁用。

（8）每剂膏药贴敷不要超过 24 小时，以免增加对皮肤的刺激。

（9）皮肤表面有破损、溃烂时不要贴膏药，以免引起感染。

四、脐疗注意事项

（1）治疗前先用酒精棉球对脐及周围皮肤常规消毒，以免发生感染，皮肤有破损者，不宜使用脐疗法。

（2）取仰卧位，充分显露脐部，将药放入脐部，用药后外敷纱布或用胶布贴紧，也可用宽布带固定，或将药直接放入布袋内，再放入脐部以防药物脱落。

（3）脐部皮肤娇嫩，如药物刺激性较强，或隔药灸脐次数较多时，宜在用药或治疗前先在脐部涂一层凡士林，小儿尤应注意。

（4）由于脐疗药物吸收较快，故用药开始几天个别患者（尤其用走窜或寒凉药时）会出现腹部不适或隐痛感，一般几天后可自行消失，不必紧张。

（5）用药后宜用消毒纱布、蜡纸、宽布带盖脐，外以胶布或伤湿止痛膏固封，个别患者会对胶布等过敏，可暂停用药，外涂肤轻松软膏，待脱敏后继续。

（6）本法宜在室内进行，注意保暖，以免患者受凉，体虚者、老年人、小儿尤应注意。

（7）本法用于小儿时应妥善护理，嘱其不能用手搔抓或擦拭，以防敷药脱落。同时小儿肌肤娇嫩，不宜使用药性剧烈的药物，贴药时间也不宜过久。

五、耳穴疗法注意事项

（1）针刺前要严格消毒耳廓以及针具，防止发生感染。

（2）对年老体弱或初次接受耳针治疗的患者，治疗前嘱其适当休息，治疗时手法应轻柔，刺激量不宜过大。

（3）每次耳穴压丸不宜过多，一般 3~5 穴便可，最多不宜超过 10 个。

（4）贴压后患者自行按摩时，以按压为主，切勿揉搓或过度重按。

（5）妇女怀孕期间也应慎用，尤不宜用子宫、盆腔、内分泌、肾等耳穴。

（6）对严重心脏病、高血压患者不宜进行强烈刺激。

（7）耳针治疗注意防止发生晕针。

（8）治疗期间避免耳廓部着水而使胶布脱落。

（9）习惯性流产的孕妇、耳廓冻伤或有炎症者、过度疲劳或身体极度衰弱者、患有严重器质性病变和重度贫血及耳廓上有湿疹、溃疡者，不宜采用耳针治疗。

外治法在临床应用中有其独到之处，可以补充内治的不足。不论哪种治疗方法，疗效才是硬道理，临床把握好适应证，应用时能起到意想不到的效果。

第二章

临床应用

第一节　肺癌

原发性支气管肺癌（简称肺癌）是世界范围内最常见的恶性肿瘤之一，目前全球至少有 35 个国家肺癌已居男性恶性肿瘤死亡原因之首。近 50 年来，肺癌发病率及死亡率呈逐年快速增高的趋势，其中全球男性的肺癌发病率增加了 10~30 倍，而女性增加了 3~8 倍。

肺癌属于中医学"肺积""息贲""咳嗽""咯血""胸痛"等范畴，其发病与正气虚损和邪毒入侵有比较密切的关系。肺为娇脏，主气、司呼吸，主宣发肃降、通调水道。中医认为肺癌的形成是由于正气虚损，阴阳失调，邪毒乘虚入肺，导致肺脏功能失调，肺气膹郁，宣降失司，气机不利，血行受阻，津液不布，津聚为痰，痰凝气滞，瘀阻络脉，于是瘀毒胶结，日久形成肺部积块。正如：《杂病源流犀烛·积聚癥瘕痃癖痞源流》中云："邪积胸中，阻塞气道，气不宣通，为痰、为食、为血，皆邪正相搏，邪既胜，正不得制之，遂结成形而有块。"因此，肺癌是一种因虚而致实、全身属虚、局部属实的疾病。肺癌的虚以阴虚、气阴两虚多见，甚至可出现阴阳两虚；实则不外乎气滞、血瘀、痰凝、毒聚等。

1. 临床诊断

（1）近期发生的呛咳、顽固性干咳持续数周不愈，或反复咳血痰，或不明原因的顽固性胸痛、气急、发热，或伴消瘦、疲乏等。

（2）年龄在 40 岁以上，有长期吸烟史的男性。

（3）痰脱落细胞学检查是早期诊断肺癌的简单而有效的方法，阳性率在 80% 左右，多次检查可提高阳性率。

（4）胸部 X 线检查、CT、支气管碘油造影，有助于肺癌的早期诊断。

（5）纤维支气管镜检查，可确定病变性质，病理检查是确诊肺癌的重要方法。

此外，对临床上高度怀疑为肺癌的病例，经上述检查未能确诊，且有切除条件者，可及时剖胸探查。

2. 中医分型

（1）气血瘀滞型：咳嗽不畅，胸闷气憋，胸痛有定处，如锥如刺，或痰血暗红，口唇紫暗，舌质暗或有瘀斑，苔薄，脉细弦或细涩。

（2）痰湿蕴肺型：咳嗽，咯痰，气憋，痰质黏稠，痰白或黄白相间，胸闷胸痛，纳呆便溏，神疲乏力，舌质淡，苔白腻，脉滑。

（3）阴虚毒热型：咳嗽无痰或少痰，或痰中带血，甚则咯血不止，胸痛，心烦寐差，低热盗汗，或热势壮盛，久稽不退，口渴，大便干结，舌质红，舌苔黄，脉细数或数大。

（4）气阴两虚型：咳嗽痰少，或痰稀而黏，咳声低弱，气短喘促，神疲乏力，面色㿠白，形瘦恶风，自汗或盗汗，口干少饮，舌质红或淡，脉细弱。

对肺癌的治疗除了内服药物和手术、靶向药物治疗外，中医外治也是临床中应用广泛的方法。

一、药物外治法

（一）中药贴敷疗法

处方 001

蟾酥 0.03g，细辛 3g，生川乌 6g，七叶一枝花 18g，红花 10g，冰片 2g。

【用法】用橡胶氧化锌为基质加工制成中药橡皮膏。使用前先将皮肤洗净擦干，再将膏药贴敷在疼痛处，每隔 24 小时换药 1 次。

【适应证】肺癌疼痛。中医肺癌各型，虚实均可。

【注意事项】此方中多数药物毒性较大，需要在医生指导下使用；对本品过敏者禁用。

【出处】王华，钱志云.《当代中医外治精要》中国中医药出版社.

处方 002

消积止痛膏：樟脑、阿魏、丁香、山柰、白蚤休、藤黄等量。

【用法】上药分研为末，密封备用。根据肺癌疼痛部位，将上药按前后顺序分别撒在胶布上，贴敷于患处，随即以 50℃左右热毛巾敷于膏药上 30

分钟，以不烫伤皮肤为度，每天热敷 3 次，5~7 天换药 1 次。

【适应证】肺癌疼痛。中医肺癌各型，虚实均可。

【注意事项】避免烫伤，对本品过敏者禁用。

【出处】《中国医学指南》2013，11（27）：219–220.

处方 003

蟾蜍、雄黄、冰片、铅丹、芒硝各 30g，乳香、没药、血竭各 50g，硇砂 12g，麝香 1g，大黄 100g。

【用法】上药共研细末，用米醋或温开水或猪胆汁调成糊状，摊在油纸上（或将药粉撒在芙蓉膏药面上），贴敷患处，每天 1 贴。

【适应证】肺癌癌痛。中医肺癌各型，虚实均可。

【注意事项】对本品过敏者禁用。

【出处】贾一江，庞国明，府强等.《当代中药外治临床大全》中国中医药出版社.

处方 004

三生散加味：生川乌、生南星、生半夏、冰片各等份为末，生马钱子为末（占上药总量的 1/8）。

【用法】上方加生芙蓉叶适量捣烂混合，调成糊状，敷于疼痛体表区域，再贴油纸、纱布固定，每天 1 次。

【适应证】肺癌癌痛。中医肺癌各型，虚实均可。

【注意事项】对本品过敏者禁用。

【出处】贾一江，庞国明，府强等.《当代中药外治临床大全》中国中医药出版社.

处方 005

痛块灵：元胡、丹参、台乌药、蚤休、地鳖虫、血竭、冰片等。

【用法】上药打粉，用蜂蜜调成糊状，外涂痛处皮肤。

【适应证】肺癌癌痛之胸、腹部、四肢痛。中医肺癌各型，虚实均可。

【注意事项】对本品过敏者禁用。

【出处】贾一江，庞国明，府强等.《当代中药外治临床大全》中国中医药出版社.

🥣 **处方 006**

①甘遂、大戟、芫花、薄荷；②生大黄、白芷、枳实、石见穿、山豆根、石菖蒲。气急胸闷加沉香、瓜蒌；咳嗽加苏子、桑白皮；胸痛加莪术、元胡。

【用法】取药①研成细粉，作为基质，密封备用。再取药②水煎浓缩为溶剂。每次取基质药粉 60~80g，加入溶剂 500ml，混匀成膏，制成 2cm×2cm 大小的饼状，上撒少许冰片。取穴：肺俞、膏肓俞、胸水部位为主。伴腹胀大便难者加敷脐部。每天外敷 1 次，每次 2~4 小时，敷 2 天停用。

【适应证】癌性胸腔积液，中医肺癌各型，虚实均可。

【注意事项】对本品过敏者禁用。

【出处】贾一江，庞国明，府强等.《当代中药外治临床大全》中国中医药出版社.

🥣 **处方 007**

定痛贴：蒲公英、蛤蟆、雄黄等。

【用法】以鲜蒲公英捣碎外敷云门。另用蛤蟆、雄黄外敷：取活蛤蟆 1 只去其内脏，放入雄黄 30g，捣烂成糊状外敷，15 分钟后产生镇痛效果；常用穴位：云门、中府、肺俞等。

【适应证】肺癌引起的疼痛。中医肺癌各型，虚实均可。

【注意事项】对本品过敏者禁用。

【出处】《浙江中医杂志》1986，11：516.

🥣 **处方 008**

麝冰膏：麝香、冰片、蟾酥、血竭、田七、乳香、没药、马钱子、细辛、明矾、黄药子、生川乌、生草乌、桃仁、红花、木鳖子、地鳖子、鸦胆子、徐长卿、生胆南星、全蝎、蜈蚣等。

【用法】上药按比例研成粉末，制成膏外敷。

【适应证】治疗癌性疼痛，中医肺癌各型，虚实均可。

【注意事项】对本品过敏者禁用，孕妇禁止接触。

【出处】《中医研究》2006, 19 (1): 36-37.

处方 009

癌痛宁散：乳香、没药、田七、生蒲黄、白花蛇舌草等。

【用法】除白花蛇舌草外的各药等量，白花蛇舌草为各药 10 倍量，按比例研成粉末，100g 为 1 包，储存备用。

【适应证】外敷疼痛部位，治疗肺癌疼痛。中医肺癌各型，虚实均可。

【注意事项】对本品过敏者禁用。

【出处】《中医药学刊》2005, 23 (4): 728-729.

（二）中药离子导入法

处方 010

元胡、乳香、没药、丹参各 100g，徐长卿 150g。

【用法】上药用 75% 乙醇溶液浸泡 1 个月以上，取药液加少量冰片及二甲基亚砜浸湿。用电子止痛治疗仪的电极套，并将电极套入极中，置于不同穴位（云门、肺俞、风门、曲池、合谷等）上，进行中药离子导入。

【适应证】治疗肺癌疼痛。中医肺癌各型，虚实均可。

【注意事项】对本品过敏者禁用，气血将脱者禁用。

【出处】《中国中西医结合杂志》1994, 14 (9): 562.

（三）中药喷雾疗法

处方 011

癌痛灵喷雾剂：冰片、红花、洋参花、重楼、川芎、乳香、没药、生川乌、细辛、甘草等份打细粉，制成癌痛灵喷雾剂。

【用法】每 1cm^2 喷 0.5ml 于疼痛部位，每天 4 次，7 天为 1 个疗程。

【适应证】恶性肿瘤疼痛。中医肺癌各型，虚实均可。

【注意事项】对本品过敏者禁用。

【出处】《中医研究》1995, 8 (5): 17.

（四）穴位注射疗法

处方 012

紫河车注射液。

【**用法**】以 20%~50% 紫河车注射液分注于足三里和大椎穴。每天或隔日 1 次，连续治疗 15 次为 1 个疗程。

【**适应证**】肺癌疼痛。中医肺癌各型，虚实均可。

【**注意事项**】晕针者、药物过敏者禁用。

【**出处**】王华，钱志云.《当代中医外治精要》中国中医药出版社.

二、非药物外治法

（一）推拿疗法

处方 013

风池、大椎、肩井、命门、曲池、合谷等。

【**操作**】采用擦、拿、抹、摇、拍击等手法。

【**适应证**】各证型肺癌所致气机不畅而咳嗽、喘气、胸痛者。

【**注意事项**】气血将脱者禁用。

【**出处**】贾一江，庞国明，府强等.《当代中药外治临床大全》中国中医药出版社.

（二）针灸疗法

处方 014

主穴：风门、肺俞、天泉、膏肓、中府、尺泽、膻中，以及压痛点。配穴：列缺、内关、足三里。耳穴：上肺、下肺、心、大肠、肾上腺、内分泌、皮质下、鼻、咽部、胸等。

【**操作**】补泻兼施，每天 1 次，每次留针 20~30 分钟。

【**适应证**】各期肺癌。

【**注意事项**】晕针者禁用，气血将脱者禁用。针灸治疗可配合中药同时使用。

【出处】王华，钱志云 .《当代中医外治精要》中国中医药出版社 .

处方 015

内关、云门、风门、肺俞、定喘及丰隆穴。

【操作】每天或隔日 1 次，连续治疗 15 天为 1 个疗程。休息 3~5 天，再行第 2 个疗程。

【适应证】肺癌疼痛。中医肺癌各型。

【注意事项】晕针者禁用。气血将脱者禁用。

【出处】贾立群，李佩文 .《肿瘤中医外治法》中国中医药出版社 .

处方 016

十二井穴。

【操作】取十二经井穴用电针治疗 30 分钟 / 天，刺激强度以舒适为度，28 次为 1 个疗程。

【适应证】肺癌疼痛。中医肺癌各型。

【注意事项】避免受凉，晕针者禁用。

【出处】高树中 .《针灸治疗学》上海科学技术出版社 .

处方 017

百会、内关、胸区、风门、肺俞、定喘及丰隆穴。

【操作】补泻兼施，每天 1 次，每次留针 20~30 分钟。

【适应证】各期肺癌疼痛。中医肺癌各型。

【注意事项】晕针者禁用。

【出处】张建德 .《中医外治法集要》陕西科学技术出版社 .

处方 018

足三里、内关、三阴交、脾俞、太溪等。配选健脾、益心、补肾穴位。

【操作】辨证针治，以提插补泻手法为基础，稍加变通，留针 15~30 分钟，隔日 1 次，15 次为 1 个疗程，疗程间休息 7~10 天。

【适应证】肺癌放疗、化疗后，症见神疲体乏、消化道反应、免疫功能低下者。

【注意事项】晕针者禁用。气血将脱者禁用。

【出处】贾一江，庞国明，府强等.《当代中药外治临床大全》中国中医药出版社.

综合评按：本书所述肺癌的中医外治法主要涉及中药贴敷、针灸及穴位注射等。其主要作用体现在以下几个方面：①增加放化疗的疗效以抑制肿瘤增殖；②缓解放化疗的毒副作用，如恶心、呕吐等上消化道反应；③延长带瘤生存期；④减轻癌性疼痛，改善患者生活质量等。中医外治法具有取材方便、毒性和副作用小、无耐药性、操作简单、疗效好、患者及其家属容易接受等优点，值得在临床上推广运用。目前中医外治法治疗肺癌的研究集中在手术及放疗、化疗后的不良反应上，多为自选穴位研究，缺乏大样本、多中心的研究，导致可信度不高；大多数案例缺乏随访，远期疗效不明确。

第二节 乳腺癌

女性乳腺由皮肤、纤维组织、乳腺腺体和脂肪组成，乳腺癌是发生在乳腺腺上皮组织的恶性肿瘤。乳腺癌 99% 发生于女性，男性仅占 1%。早期乳腺癌往往不具备典型的症状和体征，不易引起重视，常通过体检或乳腺癌筛查发现。

1.临床诊断

（1）乳腺肿块：80% 的乳腺癌患者因乳腺肿块首诊。患者常无意中发现乳腺肿块，多为单发，质硬，边缘不规则，表面欠光滑，大多为无痛性肿块，仅少数伴有不同程度的隐痛或刺痛。

（2）乳头溢液。

（3）皮肤改变。

（4）乳头、乳晕异常。

（5）腋窝淋巴结肿大。

2.中医分型

（1）肝郁气滞证：见乳房肿块，质硬，肤色不变；情志不畅，心烦纳差，胸闷胁胀，经前乳胀，舌暗苔黄，脉弦或弦细。

（2）脾虚痰湿证：乳房结块，质硬不平，腋下有核，面色萎黄，神疲乏力，胸闷脘胀，纳少便溏，舌质淡有齿痕，苔白腻，脉滑细。

（3）冲任失调证：多见经事紊乱，经前乳房胀痛，大龄未婚或婚后未生育或生育过多，或多次流产，或产后未哺乳，乳房肿块坚硬，舌淡苔薄，脉弦。

（4）瘀毒内阻证：乳中有块，质地坚硬，灼热疼痛，肤色紫暗，界限不清，推之不动，或肿块破溃，渗流血或黄水，味臭疼痛；烦闷易怒，头痛寐差，口干喜饮，便干尿黄，舌紫暗，或有瘀斑，苔黄厚而燥，脉沉涩或弦数。

（5）气血双亏证：乳中有块，高低不平，似如堆粟，先腐后溃，污水时津，出血则臭，面色㿠白，头晕目眩，心跳气短，腰酸腿软，多汗寐差，尿清便溏，舌淡苔白，脉沉细。

一、药物外治法

（一）中药贴敷疗法

处方 019

化腐丹（轻粉、红粉、煅石膏、广丹、火硝、没药、血竭、冰片）；祛腐生肌散（轻粉、朱砂、雄黄、黄柏、乳香、血竭、寒水石、冰片）；生肌长肉补皮散（龙骨、象皮、凤凰衣、轻粉、乳香、没药、血竭、冰片）；琥珀生肌膏（琥珀、血竭、白芷、当归、白蜡、象皮、冰片、麻油）。

【用法】先用化腐丹蚀祛腐肉为主；待脓腐组织脱落，但肉芽组织不红润者，则用祛腐生肌散祛腐与生肌并重；对于脓腐组织已尽，疮口未愈合者，则用生肌长肉补皮散生肌长皮为主。使用以上方药可先外敷琥珀生肌膏，以保护疮面并祛腐生肌后辨证用化腐丹或祛腐生肌散、生肌长肉补皮散。每天 2 次，7 天为 1 个疗程。

【适应证】乳腺癌根治术后大面积感染。

【注意事项】气血不足、高年体虚者禁用，孕妇慎用。

【出处】《山西中医》2016，6：31–43.

处方 020

加味金黄散：姜黄、大黄、黄柏、苍术、厚朴、陈皮、甘草、生天南星、白芷、天花粉；四子散：白芥子、紫苏子、莱菔子、吴茱萸各 120g。

【用法】将加味金黄散、蜜糖用开水调成膏状，外敷患处，具有清热解毒、散结化瘀、止痛消肿之功；将四子散装入布袋包裹，加热后外敷患处，有温经行气、消肿止痛之效。

【适应证】各型乳腺癌所致上肢水肿。加味金黄散适用于上肢水肿阳证者（伴红肿热痛）。四子散适用于上肢水肿阴证者（无红肿热痛）。

【注意事项】局部溃烂者禁用。

【出处】《新中医》2017（4）：119-121.

处方 021

吴茱萸、生姜。

【用法】先取生姜 20g 磨成泥状，去渣取姜汁；取吴茱萸粉 15g，加少许蜜糖与姜汁共同调成糊状，分成 4 份，制成 2cm×2cm 药饼贴，置于胶布上，贴于双内关、双足三里、神阙穴。可以调理脾胃，降逆止呕，减缓化疗后消化道反应。

【适应证】各型乳腺癌化疗后出现的呕吐、腹泻等胃肠道反应。

【注意事项】过敏体质慎用，孕妇忌用。

【出处】《新中医》2017（4）：119-121.

（二）足浴疗法

处方 022

当归、艾叶、干姜各 30g。

【用法】药用当归、艾叶、干姜各 30g，水煎后待水温降至 40℃~45℃，于每晚睡前浴足，每次约 40 分钟。艾叶、干姜、当归性温，具有活血化瘀之力，中药浴足可畅通经络，从而达到改善睡眠、舒缓情绪之效。

【适应证】乳腺癌合并失眠、焦虑。各中医分型均可，以脾虚痰湿型较宜。

【注意事项】治疗后嘱患者多饮开水，并取被覆盖以助发汗祛湿之力。

【出处】《新中医》2017（4）：119–121.

二、非药物外治法

（一）经络按摩疗法

🥣**处方 023**

章门、劳宫、肩髃、极泉、躯干经脉。

【操作】患者取侧卧位，背向施术者，患肢朝上自然上举，置于头后，充分暴露按摩部位。首先按摩躯干部经脉，嘱患者放松肢体，平缓呼吸，施术者一手掌根部置于章门穴，以章门穴为起点，五指微张沿肋缘方向腹中线做单向推法，并沿章门穴与极泉穴的连线（即腋中线）逐渐上移，共推行 10 次，反复操作 3 次，同时另一手以拇指在患侧极泉穴（腋下胳肢窝凹陷处）以揉法连续按摩。接着将患侧肢体手心向下置于体侧，施术者双手并拢，以外劳宫穴为起点，从沿手三阳经循行方向行单向推法，至肩头部肩髃穴为止，力度以皮肤局部潮红为宜，操作约 5 分钟。按摩时借摩擦力牵动淋巴结，故可以不用按摩介质。

【适应证】乳腺癌术后患肢淋巴水肿。

【注意事项】年老体弱、久病体虚、过度疲劳、过饥过饱、醉酒之后、严重心脏病及病情危重者禁用或慎用按摩疗法。

【出处】王华，钱志云.《当代中医外治精要》中国中医药出版社.

（二）针刺疗法

🥣**处方 024**

内关穴（双侧）。

【操作】用毫针刺内关穴（双侧），每次留针 20 分钟。

【适应证】乳腺癌化疗后恶心呕吐。

【注意事项】晕针者慎用或禁用。

【出处】贾一江，庞国明，府强等.《当代中药外治临床大全》中国中医药出版社.

（三）隔姜灸法

处方 025

双内关、双足三里、神阙。

【操作】取双内关、双足三里、神阙，应用生姜汁浸湿纱布贴敷于穴位上，以艾灸箱每次灸约30分钟。可以调理脾胃，降逆止呕，减缓化疗后胃肠道反应。

【适应证】化疗后胃肠道反应。

【注意事项】①隔姜灸用的姜应选用新鲜的老姜，宜现切现用，不可用干姜或嫩姜。②姜片的厚薄，宜根据部位和病证而定。一般而言，面部等较为敏感的部位，姜片可厚些；对于急性或疼痛性病证，姜片可切得薄一些。③在施灸过程中若不慎灼伤皮肤，致皮肤起透明发亮的水疱时，应注意预防感染。④小儿或患有皮肤感觉减退者慎用。

【出处】《新中医》2017（4）：119–121.

（四）耳穴压豆法

处方 026

耳穴神门、内分泌、心、肝、脾、肾、交感等穴位。

【用法】用耳穴探针在耳廓上述穴位按压，将王不留行籽或磁珠丸贴于所取耳穴上。每天按压耳穴3~5次，每次每穴按压50~100下。可达补益心脾、交通心肾、促进睡眠的功效。

【适应证】各型乳腺癌合并心肾不交型失眠。

【注意事项】皮肤破溃或过敏者禁用；孕妇及小儿慎用。

【出处】《新中医》2017（4）：119–121.

综合评按：目前乳腺癌的中医外治法的作用主要体现在以下几个方面：①显著减轻淋巴水肿；②缓解放化疗后出现的恶心、呕吐等上消化道不良反应；③显著改善患者机体免疫力，升高白细胞；④缓解癌症疼痛，改善患者生活质量等。以上诸法临床可结合内服药使用。

第三节　食管癌

食管癌是世界上一种常见的恶性肿瘤，发生于食管黏膜交界部，90%以上属于鳞癌。我国是世界上食管癌高发国家之一。该病男女发病之比约为 2∶1，高发区女性发病率相对增高，男女之比约为 1.5∶1。临床上常有进行性吞咽困难、咽下胸骨后疼痛、食物反流呕吐、消瘦、恶病质、淋巴结肿大等表现。食管癌在中医学中大致属于"噎膈"范畴。

1. 临床诊断

（1）症状

1）早期症状：主要表现为吞咽时轻微哽噎感，胸骨后隐痛、胀闷不适，吞咽时食管内异物感。早期贲门表现为上腹部不适、上腹饱胀感和上腹部隐痛等。

2）中期症状：①吞咽困难：主要是进行性吞咽困难，一般常在吃粗食或大口吞咽时感到咽下不畅，以后间断发生，且间隔时间日渐缩短，程度也随之加重。患者饮食逐渐由普通饭、半流食，最后连稀粥或汤水也难以咽下。②呕吐：呕吐物多为食物、黏液或反流的胃内容物，少数患者因肿瘤溃破或侵及周围组织，偶见呕血或吐出肿瘤的溃烂组织。③疼痛：常发生在进食时，多为持续性钝痛，向面、颈或肩部放射，有时呈突发性疼痛。上腹部痛一般提示伴有胃小弯或腹腔转移，在贲门癌和食管下段癌时多见。④体重减轻：患者由于长时间进食困难伴有恶心呕吐及疼痛不适，使营养难以维持而导致不同程度的脱水、消瘦和体重下降。

3）晚期症状：主要表现为肿瘤转移所出现的相应症状，以及肿瘤侵入气管、支气管、肺以及侵犯喉返神经、膈神经等所出现的相应症状。在终末期，多表现为极度虚弱、无力、高度脱水和营养不良及贫血外貌，甚至出现休克状态。

（2）体征

早期食管癌可无阳性体征，晚期发生浸润扩散后可出现颈部肿块、声音嘶哑、呛咳、重度消瘦、失水、皮肤松弛而干燥、表情淡漠等。若有肺、肝、脑、骨等重要脏器转移可有相应体征：如呼吸困难、黄疸、腹水、昏迷、疼痛等；压迫气管、支气管时引起气急和刺激性干咳；侵犯颈交感神经节，则产生颈交感神经综合征（霍纳综合征）；侵犯膈神经，可引起持续性膈肌痉挛，甚至膈肌麻痹；侵犯迷走神经，可使心率变慢；压迫上腔静脉，可引起上腔静脉综合征等；癌组坏死、溃破可导致呕血或便血；侵及大血管，可致大出血。食管癌病变广泛侵蚀会导致食管穿孔，形成食管气管瘘或食管支气管瘘等，可因穿孔破入的部位及脏器的不同，出现不同的体征。

2. 中医分型

（1）痰气交阻型：仅觉食道不适，或吞咽时稍有梗阻感，胸膈满闷，两胁胀痛，嗳气，情志舒畅时自觉病情减轻，口干，舌质偏红，苔薄腻脉弦滑。辨证要点：食道不舒或吞咽时梗阻，胸膈满闷，两胁胀痛，病情随情绪变化而变化。

（2）痰湿内蕴型：吞咽困难，或食入即吐，呕吐痰涎，或如豆汁，胸脘痞闷，大便溏薄，小便不利，头身困重，舌苔白腻或灰腻，脉象弦细而滑。辨证要点：吞咽困难，呕吐痰涎，苔白腻脉弦滑。

（3）瘀毒内结型：食饮难下，呕吐赤汁，食道疼痛，疼及项背，烦躁不安，口渴咽干，大便结小便赤，面色瘀暗，舌质紫黑，有瘀血点，舌苔黄或粗糙无光泽。辨证要点：吞咽困难，疼痛难忍，舌质紫暗，苔黄糙。

（4）津亏热结型：吞咽梗涩而痛，饮能入而食难下，形体逐渐消瘦，口干咽燥，大便干结，五心烦热，舌质红干或有裂纹，脉弦细。辨证要点：吞咽梗涩作痛，五心烦热，大便干燥，舌红干，脉细数。

（5）阴枯阳衰型：长期饮食难下，近于梗阻，呕恶气逆，形体枯羸，自不识人，气短乏力，语言低微，面色晦暗或苍白，大便难下，舌质暗绛，舌体瘦小，少苔乏津或无苔，脉细数或沉细无力。辨证要点：饮食难下，近乎梗阻，形体枯瘦，气短乏力，舌质暗绛，舌体瘦小，无苔，脉细数或沉细无力。

一、药物外治法

（一）含化法

处方 027

参三七、白象贝、郁金各 10g，川黄连 5g。

【用法】上药研末，加蜂蜜适量，制成如枣核大丸，置口中嚼化，每天 4~5 次，每次 1 丸。

【适应证】各型食管癌吞咽困难。

【注意事项】药物过敏者、气血将脱者禁用。

【出处】贾一江，庞国明，府强等 .《当代中药外治临床大全》中国中医药出版社 .

处方 028

蛤粉 30g，柿霜 15g，硼砂 9g，硇砂 6g，青黛 45g，白糖 60g。

【用法】上药研末，每次 0.9~1.5g，含化。

【适应证】各型食管癌梗阻。

【注意事项】药物过敏者、气血将脱者禁用。

【出处】贾一江，庞国明，府强等 .《当代中药外治临床大全》中国中医药出版社 .

（二）薄贴法

处方 029

阿魏适量。

【用法】先用狗皮膏 1 张熨开，摊薄薄一层阿魏粉，外敷膻中穴，2 天换一次。

【适应证】阴枯阳衰型食管癌晚期。

【注意事项】药物过敏者、气血将脱者禁用。

【出处】贾一江，庞国明，府强等 .《当代中药外治临床大全》中国中医药出版社 .

（三）摩擦法

处方 030

螳螂 1 个，贝母 9g，青黛 6g，玄明粉 6g，木香 3g，沉香 3g，朱砂 3g，牛黄 1.5g。

【用法】诸药为末，以万年青捣汁加陈酒，合为团，擦胸部疼痛处，每天数次。

【适应证】食管癌、贲门癌疼痛。

【注意事项】药物过敏者、气血将脱者禁用。

【出处】贾一江，庞国明，府强等.《当代中药外治临床大全》中国中医药出版社.

（四）灌肠法

处方 031

火麻仁、郁李仁各 15g，桃仁 10g，当归 15g，黄芪 30g，半枝莲 15g，白花蛇舌草 15g。

【用法】上药水煎，制成等渗等温溶液。先用 pH 试纸测试，防止过酸。将过滤药液放入输注瓶内，接导尿管，插入肛门约 25cm，用胶布固定，调整滴数以无便意为度。

【适应证】晚期食管癌、贲门癌完全梗阻，汤水不入，同时有大便秘结者。

【注意事项】灌肠时进药速度要慢，药物滴入后要让患者侧卧 30 分钟，以便药液保留。痔疮、便血、老年患者及其他直肠疾病患者禁用。

【出处】贾一江，庞国明，府强等.《当代中药外治临床大全》中国中医药出版社.

（五）穴位贴敷法

处方 032

丁香、肉桂、高良姜、枳实各等量。

【用法】将上述药物研磨成粉状，加入适量黄酒调和成糊状，敷于肚脐部（神阙穴），并用敷料覆盖，每天 1 次，1 次贴敷 5~8 小时，通过药物渗入达到调畅气机的效果。

【适应证】食管癌术后胃肠蠕动差。

【注意事项】药物过敏者禁用，气血将脱者禁用。

【出处】《温州医科大学学报》2014，44（10）：772-773.

处方 033

归尾、瓜蒌、川羌、白芷、玄明粉、木鳖子、三棱、白及、白蔹、生地、黄芪、花粉、川乌等。

【用法】上方以麻油、广丹熬制成膏药。用时摊在布上，均匀撒上散坚丹（明矾、冰片、樟脑等药物），贴于病灶对应处，也可贴于肿大的淋巴结处，一周一换。

【适应证】消癌肿、止痛，用于食管癌癌痛。

【注意事项】药物过敏者禁用，气血将脱者禁用。

【出处】贾一江，庞国明，府强等.《当代中药外治临床大全》中国中医药出版社.

（六）足浴法

处方 034

生白术 40g，玄参 20g，决明子 40g。

【用法】将准备好的中药由专用设备研制成粉末状置于专用的无纺布袋中，足浴时将中药袋放入盆中，加入 3000ml 90~100℃的热水浸泡药袋 30 分钟，待温度降为 40~50℃时开始足浴。每天 1 次，每次 20~30 分钟，足浴过程中配合穴位按摩足三里等穴位。此法可促进胃肠功能恢复，增加患者的舒适度。

【适应证】食管癌术后。

【注意事项】药物过敏者、气血将脱者禁用。

【出处】《温州医科大学学报》2014，44（10）：772-773.

（七）药熨法

处方 035

莱菔子 1000g。

【用法】将莱菔子放在铁锅里炒热至 65℃，然后放置于布袋内，护士协助患者充分暴露腹部（冬天注意保暖，并注意保护患者隐私），然后把布袋置于患者的中脘穴处，顺时针方向沿脐周旋转反复烫熨致腹部皮肤发红。此法可促进胃肠功能恢复。

【适应证】食管癌术后，出现腹胀纳差排气少等症。

【注意事项】药物过敏者禁用，气血将脱者禁用。

【出处】贾一江，庞国明，府强等.《当代中药外治临床大全》中国中医药出版社.

二、非药物外治法

（一）针刺疗法

处方 036

交感、肾、脾、胃、食道、神门、内分泌等穴。

【操作】留针 5~20 分钟，每天 1 次，7~10 天为 1 个疗程。

【适应证】食管癌梗阻、汤水难入。

【注意事项】晕针者禁用。

【出处】黄丽春.《耳穴治疗学》科学技术文献出版社.

处方 037

主穴：天突、膻中、上脘、中脘、下脘、内关、足三里等。病灶在食管上段者加配扶突、气舍、大杼；在中段者加气户、俞府、承满等；在下段者加期门、不容等。痰多便秘者加丰隆、大肠俞，胸痛引背者加心俞及胸背阿是穴，进食困难者重刺内关，胸脘痞闷加大陵等。

【操作】手法宜平补平泻，每天捻转行针（20~30 分钟）1 次，10 天为 1 个疗程。

【**适应证**】吞咽困难，进食不畅等食管癌早期。

【**注意事项**】晕针者禁用，注意观察避免折针。

【**出处**】《中国肿瘤学杂志》2020，9.2.（4）：77–81.

（二）拔罐疗法

🥣 **处方 038**

以胸部痛点相对应的后背正中线上 2 或 3 指处，背痛点及痛点上 2 或 3 指正中线处为穴。

【**操作**】每次拔 2~6 个罐，留罐时间 10~15 分钟。

【**适应证**】用以治疗食管癌疼痛。辨证属实者。

【**注意事项**】患精神疾病，合并呼吸衰竭、严重心肝肾和造血系统原发性疾病，年老体弱、久病体虚、皮肤破溃者禁用。

【**出处**】石学敏.《针灸推拿学》中国中医药出版社.

综合评按：随老龄化社会的到来，目前食管肿瘤的发病率亦持续升高。本节分别从外敷、摩擦、灌肠、针刺等方面对食管癌进行治疗。各法均有减毒增效及缓急止痛之效。但由于外治亦需辨证，故临证望同仁明辨用之。本节诸法仅为代表，取之法义、变化在此处不多描述。

第四节　胃癌

中医古籍中没有胃癌病名，关于胃癌的论述散见于"胃反""噎膈""胃脘痛""积聚"等病证中。中医学认为，本病发生多因为忧思恼怒、情志不遂或饮食不节损伤脾胃，或正气不足，加之情志、饮食损伤，痰凝气滞，热毒血瘀，交阻于胃，积聚成块而发病。

1. 临床诊断

病史、体格检查及实验室检查符合胃癌特点，且 X 线气钡双重造影或内镜发现占位性病变，即可临床诊断胃癌，但最终确诊胃癌还须根据组织病理活检或细胞学检查结果。

凡有下列情况者，应及时进行全面检查：

（1）胃溃疡患者经严格内科治疗而症状仍无好转者。

（2）40岁以后出现中上腹不适或疼痛，无明显节律性并伴有明显食欲缺乏和消瘦者。

（3）年龄40岁以上，既往有慢性萎缩性胃炎或不典型增生，近期症状加重者。

（4）既往有慢性胃病史，大便潜血检查，发现便潜血阳性，持续2周以上者。

（5）胃息肉大于2cm者。

2. 中医分型

（1）脾胃虚弱证：症见食欲不振、口淡乏味、脘腹胀满、神疲懒言、面色白、舌淡而胖、苔薄白润、脉细无力等。

（2）肝胃不和证：症见胃脘或两胁胀痛、嗳气泛酸、呃逆呕吐、口苦口干、大便不畅、舌质淡红、苔薄白或薄黄、脉沉或弦细。

（3）瘀毒内阻证：症见胃脘刺痛、大便潜血或黑便、心下痞硬或吐血、皮肤甲错、舌质暗紫、瘀斑、脉沉细涩。

（4）胃热阴虚证：症见胃脘灼热、口干欲饮、大便干燥、胃脘嘈杂、五心烦热、食欲不振、舌红少苔或苔黄少津、脉弦细数。

（5）痰湿凝滞证：症见脘腹痞闷胀痛，恶心欲呕或呕吐痰涎，不欲进食或进食不畅，甚至反食夹有多量黏液，口淡不欲饮，头晕身重，便溏，舌淡苔白腻或白滑，脉滑或缓或细缓。

（6）气血两虚证：症见胃脘隐痛、腹胀纳差、乏力、气短、心悸倦息、面色萎黄、舌质淡嫩、苔薄白、脉细弱。

一、药物外治法

（一）熏洗疗法

🥣**处方 039**

黄芪 100g，白术 30g，防风 30g，排风藤 100g，荠菜 30g，陈艾 30g，石菖蒲 30g，紫苏 30g，荆芥 30g。

【用法】将中药煎成汤剂，趁热熏洗和浸泡患病部位，依靠热力和药物的作用，使气血流畅，腠理疏通。

【适应证】胃癌各型。

【注意事项】药物过敏者、皮肤破损者禁用。防烫伤。

【出处】刁本恕，黄映君.刁氏钟型灸罩灸配合穴位注射治疗恶性肿瘤化疗白细胞较少症［C］.// 四川省针灸学会.四川省针灸学会学术年会论文集.2012：142–143.

（二）穴位注射疗法

🥣**处方 040**

黄芪、当归注射液。

【用法】患者仰卧位，用一次性注射器，抽取黄芪注射液和当归注射液各 1ml，对局部皮肤常规消毒后，快速将针刺入足三里穴位，然后缓慢推进或上下提插，出现酸胀感后，回抽无血即可将药物缓慢推入，出针后用消毒干棉球按压针孔片刻。

【适应证】胃癌脾胃虚弱证、气血两亏证。症见面色苍白无华、口唇淡白、神疲乏力、呼吸气短、心悸怔忡、肢体萎软或肌肉瘦削、舌淡而嫩、脉细弱无力。

【注意事项】晕针者、对本药物过敏者禁用。

【出处】《中华中医药学会第十次全国中医外治学术会议贵州省针灸学会 2014 年学会年会论文集》.

（三）穴位贴敷疗法

处方 041

祛毒镇痛贴：山慈菇 30g，干蟾 10g，全蝎 10g，制川乌 10g，制大黄 10g，冰片 6g。

【用法】上述药物用中药粉碎机打碎，每次取 15g，用黄酒调匀。以温水清洁疼痛局部皮肤，贴敷祛毒镇痛贴，每天每个部位 1 贴，每隔 10 小时取下，间隔 2 小时再贴。

【适应证】各型胃癌晚期癌性疼痛。

【注意事项】药物过敏者、皮肤破损者禁用。

【出处】《中国医药科学》2019，9（03）：21-24.

二、非药物外治法

（一）温针灸疗法

处方 042

足三里与气海穴（均为双侧）。

【操作】患者取仰卧位，放松身体，反复揉按双侧足三里（犊鼻穴下 3 寸，胫骨前嵴外 1 横指处）与气海穴（下腹部，前正中线上，脐中下 1.5 寸）1 分钟。穴位消毒，找准穴位后将毫针（0.35mm×50mm）刺入，进针 1.5 寸左右。行针时在皮肤处放置垫片防止烫伤，得气后行补法，在针尾放置艾炷（10mm×10mm）并点燃，留针 10 分钟，每天 1 次。以患者局部皮肤出现红晕（直径约 2cm）且自觉温热感上传，腹部有肠蠕动感为佳。

【适应证】各型胃癌化疗后出现的恶心、呕吐、腹泻、呃逆等消化道反应。

【注意事项】药物过敏者、皮肤破损者禁用。

【出处】邵湘宁.《针灸推拿学》中国中医药出版社.

处方 043

足三里、内关、三阴交、太冲。手足心热、舌红少苔加太溪，发热加曲池。

【操作】足三里温针灸、内关平补平泻、三阴交平补平泻、太冲平补平泻。

【适应证】胃癌术后脾胃虚损和气血不足。

【注意事项】禁忌：伴糖尿病、高脂血症等代谢性疾病者；合并严重肝、肾、脑等器质性损害及骨髓造血功能障碍者；采取肠内营养治疗者；伴精神障碍疾病或不自主运动无法配合治疗者。

【出处】刁本恕，黄映君. 刁氏钟型灸罩灸配合穴位注射治疗恶性肿瘤化疗白细胞较少症 [C]. // 四川省针灸学会. 四川省针灸学会学术年会论文集 .2012：142-143.

（二）耳穴疗法

处方 044

神门、交感、皮质下、大肠、小肠、胃及脾穴等。

【操作】对准耳穴，先常规用酒精消毒，再用 0.5cm 胶布将王不留行籽准确固定于两侧耳穴，用拇指和食指按压耳穴，手法由轻到重，使之产生酸、麻、胀、痛、热的感觉，并告知患者具体按压方法。每穴每次按压 30~60 秒，每隔 6 小时按压 1 次。

【适应证】各型胃癌术后胃肠功能减弱者。

【注意事项】禁忌：合并心血管、肝、肾、脑、肺等严重疾病者；合并耳聋、严重认知障碍以致无法进行正常交流者；外耳有明显炎症或病变，如冻疮破溃、感染及湿疹等；不配合耳穴贴压治疗或基础治疗者；术前存在胃肠道梗阻者。

【出处】《中国中医急症》2011，20（12）：2061-2062.

（三）电针疗法

处方 045

取双侧内关、足三里、三阴交、太冲。

【操作】针刺后，持续捻针 3~5 分钟后接电针仪，频率 30，强度 3V，留针半个小时，每天 1 次。

【适应证】肿瘤术后胃瘫。

【注意事项】禁忌：针刺部位皮肤存在斑疹、丘疹、红斑、疱疹、剥脱性皮炎或溃疡性皮炎者；严重出血倾向患者。

【出处】田桢.针刺联合穴位贴敷治疗难治性消化道肿瘤术后胃瘫的单中心、前瞻性临床研究［D］.北京中医药大学，2018.

（四）艾灸疗法

处方 046

胃俞、肝俞、上脘、中脘、下脘、神阙、关元、中极、足三里等。

【操作】充分暴露腧穴部位，点燃灸条一端放入钟罩灸罩内，调节好温度后放在患者的腧穴上，用橡皮带固定，温灸 20~30 分钟。

【适应证】胃癌脾胃虚弱证、气血两虚证。

【注意事项】禁忌：恶性肿瘤有多处转移的患者；合并活动性结核及其他严重的感染性疾病者；患有精神障碍疾病，不能配合者；所取穴位局部皮肤破溃、感染者。

【出处】刁本恕，黄映君.刁氏钟型灸罩灸配合穴位注射治疗恶性肿瘤化疗白细胞较少症［C］.// 四川省针灸学会.四川省针灸学会学术年会论文集.2012：142-143.

处方 047

上脘、中脘、下脘、肝俞、胆俞、胃俞、足三里、三阴交等。

【操作】选取少许人工麝香，加细辛、藁本、防风、白芷、川芎、沉香、檀香等多种中草药，烘干研磨，混合优质艾绒，制成长 5cm、直径约 0.2cm 的药棒艾灸。治疗时首先点燃药棒，再以左手示指定穴，右手持药棒施术，操作时应动作迅速，对准选定的腧穴采用雀啄手法快速点灸，以防引起烫伤。当药棒灼及穴位皮肤时可听见轻微的"啪"声，称为一炷，每穴一般只灸一炷。声音与疗效有密切关系，响声越脆，效果越好，但并不是所有患者都出现"啪啪"的响声。灸后局部会稍起红晕，此时应注意保持清洁，避免感染。施术时手法必须轻柔，不能用力往患者身上按，否则容易出现水疱，并发感染。

【适应证】胃癌脾胃虚弱证、肝胃不和证、瘀毒内阻证。

【注意事项】禁忌：恶性肿瘤有多处转移的患者；合并活动性结核及其他严重的感染性疾病者；患有精神障碍疾病，不能配合者；所取穴位局部皮肤破溃、感染者。

【出处】刁本恕，黄映君.刁氏钟型灸罩灸配合穴位注射治疗恶性肿瘤化疗白细胞较少症［C］.// 四川省针灸学会.四川省针灸学会学术年会论文集.2012：142-143.

综合评按：本节从穴位贴敷、针刺、灸法、穴位注射等外治方法对胃癌的疼痛、胃瘫等症状进行治疗。脾胃为后天之本，胃为阴土，得阳助才运，因此灸法值得尝试。传统的中医外治法在恶性肿瘤治疗中的应用具有简、廉、效的特点，可根据治疗目的选用不同的药物配方。

第五节　肠癌

大肠癌是病变范围包括直肠至盲肠整段的常见消化道恶性肿瘤，属于中医学"肠蕈""积聚""脏毒""锁肛痔"等范畴。中医古籍中虽未见肠癌之病名，然亦可见相关描述。《灵枢·水胀》曰："肠覃者，寒气客于肠外，与卫气相搏，气不得营，因有所系，癖而内著，恶气乃起，息肉乃生。其始也，大如鸡卵，稍以益大，至其成如杯子状，久者离岁，按之则坚，推之则移，月事以时下，此其候也。"《灵枢·五变》："黄帝曰：人之善病肠中积聚者，何以候之？少俞答曰：皮肤薄而不泽，肉不坚而淖泽，如此则肠胃恶，恶则邪气留止，积聚乃伤。"《医宗金鉴》曰："发于内者，兼阴虚湿热下注肛门，内结蕴肿，刺痛如锥。"由此可见中医学认为大肠癌的发病机制与正气虚弱和邪气侵犯有关。

1. 临床诊断

凡 30 岁以上的患者有下列症状时需高度重视，考虑患大肠癌的可能：近期出现持续性腹部不适、隐痛、胀气，经一般治疗症状不缓解；无明显诱因的大便习惯改变，如腹泻或便秘等；粪便带脓血、黏液或血便，而无痢疾、肠道慢性炎症等病史；结肠部位出现肿块；原因不明的贫血或体重减轻。

2. 中医分型

（1）湿热郁毒证：便中带血或黏液脓血便，里急后重，或大便干稀不调，肛门灼热，或有发热、恶心、胸闷、口干、小便黄等症，舌质红，苔黄腻，脉滑数。

（2）瘀毒内阻证：腹部拒按，或腹内结块，里急后重，大便脓血，色紫暗，量多，烦热口渴，面色晦暗，或有肌肤甲错，舌质紫暗或有瘀点、瘀斑，脉涩。

（3）脾肾双亏证：腹痛喜温喜按，或腹内结块，下利清谷或五更泄泻，或见大便带血，面色苍白，少气无力，畏寒肢冷，腰酸膝冷，苔薄白，舌质淡胖，有齿痕，脉沉细弱。

（4）肝肾阴虚证：腹痛隐隐，或腹内结块，便秘，大便带血，腰膝酸软，头晕耳鸣，视物昏花，五心烦热，口咽干燥，盗汗，遗精，月经不调，形瘦纳差，舌红少苔，脉弦细数。

现代医家在此基础上对大肠癌的病因病机有了进一步的认识，认为大肠癌是由正气虚弱加之气滞、血瘀、痰凝、湿聚、热毒等互结日久而成。陈锐深认为本病的病位在大肠，病因主要有内外两方面因素：素体虚弱、脾肾不足是内因；饮食不节、情志不畅、起居不慎、感受外邪是外因。其中脾虚湿毒瘀阻为大肠癌的最主要发病机制。施志明认为本病病机为机体阴阳失调、正气不足、脾胃虚弱，又感受外邪、忧思抑郁、饮食不节，导致脾胃失和，湿浊内生，郁而化热，湿热下注，浸淫肠道，气机阻滞，血运不畅，瘀毒内停，痰、湿、瘀、毒互结，日久形成积块而发病。

一、药物外治法

（一）中药灌肠疗法

🥣处方 048

肠安煎：苡仁 20g，茯苓 20g，郁金 15g，白花蛇舌草 30g，败酱草 30g，苦参 20g，厚朴 10g，苍术 20g，冰片 5g；随症加减：便血加紫草 30g，地榆

20g；腹泻加黄连 10g，黄芩 15g；便秘加枳实 10g，大黄 12g。

【用法】嘱患者于便后灌肠，灌肠液先置于热水内保持 36~37℃；患者取左侧卧位，将导管插入肛门 15~20cm，将药液缓慢灌入肠道，灌肠完毕后嘱患者臀位抬高约 10cm，保留肠液 30 分钟以上再放出，以利吸收。

【适应证】结直肠癌脾虚血瘀、湿热毒蕴证。主症：①腹胀、腹痛；②食少纳呆；③便秘或腹泻；④便血。次症：①肛门排气减少；②神疲乏力；③舌淡紫、有瘀点，脉细。凡具备主症 3 项及次症两项以上者，即可诊断为本证。

【注意事项】行放化疗等治疗或治疗结束不足 1 个月者，伴完全性肠梗阻或肠穿孔者，有严重的心、肝、肾功能损害或肛门肌松弛者，孕妇、哺乳期妇女或精神病患者，过敏体质患者慎用。

【出处】唐蔚 . 肠安煎中药保留灌肠治疗中晚期结直肠癌的临床研究［D］. 湖南中医药大学，2010.

处方 049

莪黄汤：莪术 20g，大黄 20g，昆布 20g，薏苡仁 20g。

【用法】上药加水煎取药液 100ml，备用。于排便后将莪黄汤煎液加温至 37℃左右后保留灌肠，早晚各 1 次，每次约 20 分钟，治疗 2 周为 1 个疗程。

【适应证】各型大肠癌的不同治疗阶段。早期行根治性手术，术后未行放化疗者，可用莪黄汤保留灌肠，改善肠道内环境。中晚期患者，有的可做术前放疗，以争取行手术根治，或姑息性切除后再行放化疗，期间可同时配合莪黄汤保留灌肠以巩固疗效。大肠癌晚期失去手术机会，行化疗、姑息性放疗者，可给予莪黄汤保留灌肠，以改善生活质量，延长生存期。有的患者虽已行根治性切除术，但已有区域淋巴结转移，或癌细胞已浸润至邻近器官，或组织已经切除，术后可继续运用莪黄汤保留灌肠综合治疗。放化疗期间可配合莪黄汤保留灌肠以减轻副作用。

【注意事项】化疗、放疗等治疗或治疗结束不足 1 个月者，伴完全性肠梗阻或肠穿孔者，有严重的心、肝、肾功能损害或肛门肌松弛者，孕妇、哺乳期妇女或精神病患者，过敏体质者慎用。

【出处】《内蒙古中医药》2016，35（08）：53-55.

（二）中药熏洗疗法

处方 050

黄芪 50g，桂枝 15g，牛膝 30g，鸡血藤 30g，伸筋草 40g，当归 15g，红花 15g，川芎 15g，木瓜 15g，地龙 30g，透骨草 30g，甘草 15g。

【用法】上方加水 3000ml，煎煮 30 分钟，先熏患肢，后浸泡 30 分钟，后再以离子导入治疗仪给予患肢离子导入治疗，每天 1 次。

【适应证】各型肠癌化疗所致肢体不适，如末梢型感觉障碍、下运动神经元性轻度瘫痪、自主神经障碍。症状可见：以四肢远端麻木冷痛，感觉减弱，腱反射减弱，多数患者会出现四肢深感觉障碍，如下肢的踩棉感。

【注意事项】局部皮肤溃破者勿用。

【出处】《现代中医药》2014，1672（2014）：33-35.

（三）中药热敷疗法

处方 051

吴茱萸 200g。

【用法】取中药吴茱萸 200g 放入热敷包，再将热敷包放入总功率为 700W 的微波炉中，中高火加热 3 分钟，至药物散发出芳香药气，从术后第 1 天开始，每天 9 时、16 时分两次进行热敷，选腹部的区域（包括神阙、天枢等穴位）进行治疗，每次 30 分钟，术后治疗 7 天，每 3 天更换药物 1 次；观察并记录患者肠鸣音恢复时间、第一次肛门排气排便时间及治疗过程中是否发生不良反应等，直至术后排便 3 次。

【适应证】各型肠癌术后患者胃肠功能紊乱。

【注意事项】禁忌：肿瘤分期属晚期并出现恶病质或身体条件极度衰弱者；恶性肿瘤需行扩大根治术者；合并有心血管、肝、肾、脑、肺等严重疾病者；有高血压、糖尿病等基础疾病，且目前药物控制不佳者；有精神疾病患者；对本研究方案所涉及治疗药物过敏者；孕妇或处于哺乳期患者；重度营养不良患者（人血白蛋白＜ 21g/L；前白蛋白＜ 0.10g/L）；属于再次腹部手术并伴严重肠粘连者；术中出血量超过 400ml 者，术中或术后需出血者；术后 6 小时内出现严重并发症者，或术后需转重症监护室者；术后需行腹腔热循环灌注治疗者；行急诊手术治疗者；术后必须使用对胃肠功能有明显影响的药物或治疗者。

【出处】李阳. 吴茱萸外敷对腹腔镜肠癌术后胃肠功能的影响［D］. 广州中医药大学，2016.

二、非药物外治法

（一）温针灸疗法

处方 052

足三里、上巨虚、下巨虚、三阴交、阴陵泉。手足心热、舌红少苔者加太溪，肝气郁结者加太冲、蠡沟，发热者加曲池，痰湿者加丰隆、解溪，胸闷、气短者加内关。

【操作】取长 40mm 毫针迅速进针，上巨虚、下巨虚、三阴交、阴陵泉平补平泻；足三里用提插捻转补法，于针柄上套置长约 1.5cm 长的艾条，每次灸 2 壮，留针 45 分钟。

【适应证】各型肠癌行根治性手术术后。

【注意事项】有严重的心、肝、肾功能损害者慎用；晕针者禁用。

【出处】《上海中医药杂志》2007，41（5）：43-44.

处方 053

关元、中极、气海。

【操作】取关元、中极、气海穴，常规消毒，垂直皮肤进针后，针尖向会阴部斜刺，患者自觉麻胀感，并向会阴部放射；取足三里、三阴交（双侧）常规消毒，针刺腧穴得气后，均用补法，留针 30 分钟，并剪取市售药艾条 2cm 插在针柄上，点燃后施灸，灸 2 壮。

【适应证】各型肠癌术后出现便秘、肠粘连甚至肠梗阻等术后并发症。

【注意事项】晕针者及气血将脱者禁用。

【出处】《上海中医药杂志》2007，41（5）：43-44.

处方 054

足三里、上巨虚、下巨虚、三阴交、阴陵泉。

【操作】足三里温针灸 3 壮，上巨虚，下巨虚、三阴交、阴陵泉平补平泻。呃逆加内关、公孙以和胃降逆；胸闷、气短加内关；气滞明显泻间使、三阴交以行气活血；手足心热、舌红少苔加太溪；肝气郁结加太冲、蠡沟；胆郁痰热内扰、肺胃不和加阳陵泉、丘墟；发热者加曲池；痰湿泻阴陵泉，并加丰隆、解溪。

【适应证】各型肠癌术后出现便秘、肠粘连甚至肠梗阻等术后并发症。

【注意事项】晕针者及气血将脱者禁用。

【出处】《上海中医药杂志》2007，41（5）：43-44.

处方 055

中脘、天枢、关元、足三里。

【操作】中脘行呼吸补泻手法之泻法，天枢行逆时针捻转泻法，关元行呼吸补泻法之补法，足三里行顺时针捻转补法；每穴施手法至得气后，在针柄上置 1cm 长艾条，点燃后施灸，待艾条燃尽起针。神阙以艾条温和灸 30 分钟，艾条距皮肤高度以患者感觉温热度合适不灼烫为佳，灸至穴区皮肤发红为度。最后行腹部按摩手法（简称"摩腹"）：双手合十，掌心相对，上下快速搓掌，摩擦生热后，双手重叠呈虚掌式，迅速以掌心对准脐心，使全手掌贴敷在腹部中心，顺时针旋揉 15 分钟左右，用力均匀，摩至手下发热为止。

【适应证】肠癌术后肠造瘘患者无节制、无规律的排气排便。

【注意事项】禁忌：有高脂血症、糖尿病等代谢性疾病严重影响胃肠功能的患者；术前肝肾功能异常者；肿瘤有腹膜、肝、肺等转移者；进行肠内营养治疗者。

【出处】《上海中医药杂志》2007，41（5）：43-44.

（二）耳穴疗法

处方 056

主穴：脾、胃、大肠、小肠、交感、内分泌、皮质下；配穴：三焦或直肠。

【操作】先探查取穴，一手捏持患者耳廓后上方，暴露疾病在耳廓的相应部位，另一手用探棒轻巧缓慢、用力均匀地按压，寻找耳穴敏感点。再用酒精消毒耳廓 1~2 次，以彻底去除油污，使贴压物易于敷贴且保持较长时间的压迫刺激作用。用镊子取王不留行籽固定在耳穴部位，以转圈形式进行按压刺激，手法由轻缓到重，以能耐受为度，并用力按压片刻。指导患者按压的方法：除睡眠时间外，每 2~3 小时按压耳穴 5 分钟以上，每个穴位每次按压 30~60 秒，使耳朵感到酸、麻、微痛及热感为宜。耳穴贴压直至肛门排气后停止。

【适应证】肠癌术后胃肠功能减弱，腹胀、排气少。

【注意事项】耳廓皮肤有炎症或冻伤者不宜采用。每次按压使耳朵感到酸、麻、微痛及热感为宜，但对过度饥饿、疲劳、精神高度紧张、年老体弱者按压宜轻。

【出处】《中国中医急症》2011，12（20）：2061-2062.

综合评按：中医外治法在肠癌的治疗中极具中医特色，并取得了肯定的疗效。目前的研究方面主要围绕着中药灌肠、药物熏洗浸泡、中药外敷、针灸等。其作用体现在以下几个方面：①增加放化疗的疗效以抑制肿瘤生长；②缓解放化疗副作用如疼痛、腹泻、便秘、腹水、发热、恶心、呕吐、周围神经病变等；③缓解术后症状如肠梗阻等；④改善生存质量，恢复胃肠道功能。中医外治法具有副作用小、无耐药性及抗药性、操作简便、疗效好等优点，值得临床推广及运用。

第六节　胰腺癌

胰腺癌为发生于胰腺的恶性肿瘤，可归属于中医学"黄疸""伏梁""癥瘕积聚""结胸"等病。其发病率占恶性肿瘤的 1%~2%，病因不明，可能与饮食高脂肪、高动物蛋白、吸烟、饮酒、胰腺炎、糖尿病等有关。胰腺癌的特点为病程短、进展快、死亡率高，中位生存期 6 个月左右。

1. 临床诊断

胰腺癌早期往往无明显症状，或仅有上腹部不适、隐痛等不典型症状而不被重视。主要症状有：

（1）黄疸：梗阻性黄疸是胰腺癌的常见症状，尤其胰头癌发生更早，黄疸为进行性、无痛性。

（2）上腹胀及疼痛：是胰腺癌的重要症状，初期痛较轻，病期愈晚则疼痛愈重，可向背部放射，严重者可使患者无法入睡。

（3）食欲减退、消瘦和体重减轻。

（4）上腹部固定包块，腹水，甚至出现远处转移等。

为争取早诊断，对有食欲不振、上腹胀痛、体重减轻、突发的无家族史的糖尿病等，均应进一步检查，如 B 超、CT、MRI、X 线检查、胰胆管造影等；血清 CEA 测定 70% 可呈阳性反应，糖类抗原 CA19-9 阳性率可达 90%。

2. 中医分型

（1）湿热毒盛证：症见发热，烦渴，口苦，食欲减退，上腹胀满，恶心呕吐，胁下刺痛，深压扪及肿块，黄疸色深，甚则呈暗绿色，皮肤瘙痒，大便秘结或呈陶土色，小便短赤，舌苔黄腻而干，脉弦数。

（2）阴虚内热证：症见低热不退，口干舌燥，胃纳不振，上腹胀满，大便坚结，小便短赤，心烦失眠，消瘦神疲，舌光绛少津，少苔或无苔，脉虚细而数。

（3）气血瘀滞证：症见上腹部疼痛不已，累及肩背，可为持续性疼痛，或阵发性剧痛，夜间尤甚，可触及胁下肿块，面色黧黑，羸瘦乏力，恶心呕吐，纳呆，舌质紫暗，或有瘀斑，脉细涩或弦数。

（4）脾虚湿阻证：症见胸腹胀满，食后胀闷尤甚，胁下疼痛，神疲乏力，动则气短，食欲低下，或有下肢浮肿，大便溏泻，舌质淡红，苔腻，脉细濡。

一、药物外治法

贴敷疗法

处方 057

丁香樟脑膏：丁香、山柰、樟脑、蚤休。

【用法】上药共研细末，将药末散于胶膏上，贴于上脘穴处，再用热水袋覆其上，适当加压保持，每天 2~3 次。

【适应证】各型胰腺癌疼痛。

【注意事项】本方一般作为配合治疗，过敏性皮疹不宜使用。

【出处】《中国中医肿瘤学术年会论文集》2013：558–560.

处方 058

蟾蜍消肿膏：蟾蜍、细辛、牛川乌、七叶一枝花、红花、冰片等。

【用法】上药研为末，加蜂蜜调为膏，外贴于癌肿疼痛部位，随疼痛及肿块范围而决定治疗范围。一般 24 小时换药 1 次。

【适应证】各证型胰腺癌疼痛。

【注意事项】如有过敏性皮疹则不宜使用。

【出处】《肿瘤中医证治精要》2007（8），164.

处方 059

黄芪、白术、肉桂、高良姜、红景天、玫瑰花等份。

【用法】上药共研细末，加入黄酒调成糊状，外敷于神阙穴。

【适应证】胰腺癌术后胃瘫。

【注意事项】对本品过敏者禁用。

【出处】《中国医刊》2013（11），1121–1122.

二、非药物外治法

针灸疗法

处方 060

主穴：大椎、身柱、神道、灵台、八椎旁夹脊、脾俞、胃俞、足三里。滴水不入加刺金津、玉液、天突；高热加刺曲池、外关。

【操作】第一步为麦粒灸，每穴灸 7~9 壮，隔日灸 1 次，每次灸毕，用灸疮膏贴在灸穴上，使之化脓，在化脓期间进入第二步，用提插结合捻转手法，以得气为度。针灸同时，常用一些扶正软坚、清热解毒的中药。

【适应证】各型胰腺癌所致纳差、疼痛、肿瘤吸收热等。

【注意事项】避免折针，晕针者禁用；气血将脱者禁用。

【出处】《肿瘤中医证治精要》2007（8），164.

处方 061

主穴：内关、足三里。肝胃不和加刺期门、太冲；脾胃不和加刺中脘；脾肾两虚加刺中脘、肾俞、太溪。

【操作】以提插补泻为基础，稍加变通，留针 15~20 分钟。隔日 1 次，15 天为 1 个疗程，期间可根据患者情况休息 7~10 天。

【适应证】各型胰腺癌。

【注意事项】避免折针，晕针者禁用；气血将脱者禁用。

【出处】《肿瘤中医证治精要》2007（8），165.

处方 062

主穴：中脘、章门。肝胃不和取足三里配行间；气血双亏取足三里、三阴交、膈俞、脾俞；痰湿中阻取丰隆、公孙；脾肾阳虚灸背部腧穴，同时配合耳针。

【操作】体针得气后行提插捻转补泻，使针感传向病所或沿经络上下传导，留针 20 分钟。中间行针 2 次，或通电 20 分钟。

【适应证】各型胰腺癌。

【注意事项】晕针者禁用；气血将脱者禁用。

【出处】《肿瘤中医证治精要》2007（8），165.

综合评按： 胰腺癌的中医外治方法，无论是药物治疗还是非药物治疗，都是针对其疾病表现所用，但是并非一劳永逸，请操作者注意临床辨证。目前中医外治法虽然在缓解胰腺癌疼痛等方面效果明显，但治疗胰腺癌的中医外治法研究主要集中于临床疗效观察方面，临床观察研究存在观察样本量偏小且缺乏统一的疗效标准。因此，建立统一疗效衡量标准，利用现代药理学研究方法，形成较统一的外用药物剂型、用量规范是我们今后进一步深入研究的方向。

第七节　原发性肝癌

原发性肝癌是目前最凶险的恶性肿瘤之一，属中医学的"肝积""臌胀""癖黄""肥气""黄疸""积聚"等范畴，起病隐匿，恶性程度高，发展迅速，死亡率高，严重危害人类的生命和健康。

1. 临床诊断

（1）症状

①肝区疼痛：右上腹疼痛呈间歇性或持续性胀痛、钝痛、刺痛，有时向右肩、右背、右腰放射，钝痛为癌肿迅速生长肝包膜绷紧所引起。

②食欲减退，消化不良，腹胀，腹泻，恶心，呕吐。

③上腹肿块：常为无痛性进行性肿大。

④乏力，消瘦，全身衰竭，少数呈恶病质。

⑤发热：一般呈持续性低热或弛张型高热，多在 37.5~38℃之间，偶尔达 39℃以上，乃癌性发热或并发感染所致。

⑥鼻衄、牙龈出血、全身瘀斑等出血现象。

⑦全身症状：部分患者出现低血糖症、高钙血症、红细胞增多症、高脂血症、类癌综合征、性早熟和促性腺激素分泌综合征、卟啉病、异常纤维蛋白原血症、黑棘皮病等。可能与肝癌组化细胞的异常蛋白合成、异位内分泌有关。

（2）临床体征

①肝肿大：占94%，1~3个月内肝脏进行性迅速增大，质地坚硬，表面边缘不规则，有大小不等的结节或巨块状肿物，部分伴有明显压痛。

②脾肿大：多见于合并肝硬化及门静脉高压者。

③腹水：晚期体征，约半数为血性腹水，可因合并肝硬化、门静脉高压、肝静脉及门静脉癌栓所致。

④黄疸：晚期体征，1/3的患者有阻塞性黄疸，并进行性加重。

⑤肝区血管杂音、肝区摩擦音、肝硬化的体征。

2.中医分型

（1）肝郁脾虚证：胸腹胀满，食后更甚，胁下疼痛，恶心纳差，乏力，下肢浮肿，舌苔腻或黄腻，脉弦细或濡细。

（2）气滞血瘀证：胁下积块，胀痛不适，肢倦乏力，面色黧黑，形体消瘦，舌苔厚腻，舌质紫暗，脉细涩或弦细。

（3）热毒蕴积型：高热烦渴，口苦口干，胁下剧痛，黄疸加深，转氨酶增高，嗜睡，甚则神志不清，大便秘结，小便短赤，腹水，时或齿龈出血，甚至大便出血，舌质红绛，舌苔黄腻或干，脉弦数或洪大而数。

（4）肝胆湿热证：右胁剧痛，身热不畅，腹胀，口苦口干，恶心呕吐，黄疸，大便秘结或不爽，尿深黄，舌红苔黄厚腻，脉滑数。

（5）肝肾阴虚证：右胁胀痛，纳差乏力，五心烦热，腰酸腿软，形体消瘦，腹水，舌红苔少或剥苔，脉细数。

（6）气阴两虚证：胸胁隐痛，低热不退，精神疲倦，四肢乏力，动辄汗出，口干欲饮，舌黄苔少，脉细无力。

药物外治法

（一）穴位注射疗法

处方063

肝俞、内关、外关、公孙、足三里。

【用法】用鸦胆子，或龙葵、肿节风注射液，每次取1~2穴，每穴注射0.5ml，隔日一次。疼痛用当归注射液，每次选1~2穴，每穴注射0.5ml，隔日一次。以得气为度，注意避免伤及血管。

【**适应证**】肝癌疼痛、肝癌上消化道出血。

【**注意事项**】晕针者禁用。

【**出处**】贾一江，庞国明，府强等.《当代中药外治临床大全》中国中医药出版社.

处方 064

曲池、下巨虚。

【**用法**】用维生素 K_3 注射液注射各穴，每次 1ml，以得气为度。

【**适应证**】肝癌上消化道出血。

【**注意事项**】注意避免伤及大血管。

【**出处**】王华，钱志云.《当代中医外治精要》中国中医药出版社.

处方 065

足三里、大椎、阿是穴。

【**用法**】选择上述穴位，每穴注射 20%~50% 胎盘注射液 2~4ml，每天或隔日 1 次，15 天为 1 个疗程，休息 3~5 天，再开始下一个疗程。

【**适应证**】肝癌上消化道出血。

【**注意事项**】注意避免伤及大血管。

【**出处**】贾一江，庞国明，府强等.《当代中药外治临床大全》中国中医药出版社.

（二）贴敷疗法

处方 066

雄黄、明矾、青黛、皮硝、乳香、没药各 60g，冰片 10g，血竭 30g。

【**用法**】上药共研成细末，和匀，分成 60g 或 30g 一包，用米醋或猪胆汁各半，取药 1 包调成糊状，外敷痛处，每天 1 次。

【**适应证**】肝癌、胆囊癌、胃癌、胰腺癌等引起的腹痛。

【**注意事项**】对本药物成分过敏者禁用。

【**出处**】贾一江，庞国明，府强等.《当代中药外治临床大全》中国中医药出版社.

处方 067

蟾酥、马钱子各 10g，白英、丹参、全蝎、五倍子各 100g，大黄 180g，石膏 250g，明矾 120g，青黛、黄丹、冰片、夏枯草各 200g，黑矾、水蛭各 60g，紫草、二丑、甘遂各 300g，乳香、没药各 150g。

【用法】上药共研细末，制成膏药，外敷肝区，一周一换。

【适应证】癌痛、肝区水肿。

【注意事项】对本药物成分过敏者禁用。

【出处】贾一江，庞国明，府强等.《当代中药外治临床大全》中国中医药出版社.

处方 068

五倍子散（由五倍子、五味子、牡蛎、冰片按 1∶1∶1∶0.3 比例研磨成粉后混合均匀制成）。

【用法】敷于脐部治疗。

【适应证】肝癌、肺癌晚期多汗，肿瘤患者放化疗后出现汗多症。

【注意事项】皮肤破溃或过敏者禁用；孕妇及小儿慎用。

【出处】《世界中医药》2015，10（11）：68–69.

处方 069

逐水透骨散：透骨草、茯苓、川乌、大黄、甘草、木通、姜黄、苍术、槟榔、白及、当归、芫花、三七、白胡椒、冰片。

【用法】上药等量打粉制成糊剂，外敷于神阙、中脘、天枢、腹结、气海、关元穴。隔日一次。

【适应证】肝癌所致腹腔积液、胸腔积液。

【注意事项】皮肤破溃或过敏者禁用；孕妇及小儿慎用。

【出处】《浙江中医杂志》2014，49（8）：576.

处方 070

蜈蚣 10 条，生半夏、陈皮、蚤休、紫花地丁各 45g，硼砂、全蝎、乳香、没药各 30g，银珠 9g，麝香 1.5g。

【用法】上药共研细末，每次用荞麦面粉加水打成稀糊，调药粉，外敷于肝癌疼痛部位对应皮肤上，每敷 12 小时换药一次或两天换药一次。

【**适应证**】肝癌及其他癌的疼痛。

【**注意事项**】皮肤破溃或过敏者禁用；孕妇及小儿慎用。

【**出处**】《云南中医学院学报》2015，6（38）：57-60.

处方 071

四黄痛消散：大黄、雄黄各 30g，天花粉 100g，冰片、生南星、乳香、没药各 20g，黄柏、姜黄、皮硝、芙蓉叶各 50g。

【**用法**】上药共研细末备用，用时将药末加饴糖调成厚糊状，摊于油纸上，厚 3~5cm，贴敷疼痛处，隔日换 1 次，两次为 1 个疗程。

【**适应证**】肝癌疼痛。

【**注意事项**】皮肤破溃或过敏者禁用；孕妇及小儿慎用。

【**出处**】《中医临床研究》2014，6（19）：9-10.

处方 072

冰酒酊：冰片 15g，白酒适量。

【**用法**】将冰片 15g 溶于适量白酒中，装瓶备用，需要时用棉棒蘸药外擦疼痛部位，10~15 分钟见效。

【**适应证**】肝癌晚期疼痛。

【**注意事项**】皮肤破溃或过敏者禁用；孕妇及小儿慎用。

【**出处**】王华，钱志云.《当代中医外治精要》中国中医药出版社.

处方 073

殃芪膏：猪殃殃、生黄芪、党参、白及、败酱草、白英、蒲公英、白花蛇舌草、半枝莲各 500g，猴头菇 300g。

【**用法**】诸药研末、过筛，贮罐备用。治疗前取该药粉 200g 加等份量的开水及适量凡士林混匀调成糊状，将其涂覆在医用纱布上制成药纱布，待药冷却至 50℃左右时外敷于肿瘤体表投影区，并外用胶布固定，每天换药 1 次。同时予高频热疗局部照射肿瘤体表投影区，每天 1 次，每次 40 分钟。

【**适应证**】肝癌癌性疼痛。

【**注意事项**】过敏体质或已知对祛毒镇痛贴中药物过敏者，合并严重的心、肾、肝功能障碍、血液系统疾病及精神病患者，妊娠及哺乳期妇女禁用。

【出处】《江苏中医药》2019，51（8）：36–38.

综合评按： 本节介绍了外治方法治疗肝癌的相关症状，对出血、腹腔积液、疼痛等症均有涉及。临床中中医外治法以其明显的增效减毒之效在肝癌疼痛的治疗上发挥了不可替代的作用，应用前景十分广阔，尤其是非创伤性外治法。但同时我们也应看到，中医外治参与肝癌疼痛治疗的相关研究整体水平还不高，尚存在诸多问题。今后应加强多学科间的合作，进一步开展更大规模的观察验证和前瞻性研究，探索出更多更好的治疗肝癌疼痛的新方法、新途径。

第八节　胆囊癌

胆囊为胆系原发性恶性肿瘤的多发位置。胆囊癌占全部胃肠道腺癌的20%，占所有恶性肿瘤的2%~6%。据临床观察，近年来胆囊癌发病率有上升趋势。胆囊恶性肿瘤可分为胆囊肉瘤、胆囊继发性癌及原发性癌。本病属中医黄疸、胁痛、积聚、虚劳、痞块等范畴。

中医学认为本病多因情志不畅，饮食不节，劳倦内伤，肝气郁结，郁久化火，灼津为痰而成；或湿热瘀阻中焦，清阳不升，疏利失权，致脾失健运所致。治疗上多从清热化痰，疏肝利胆，开郁散结，健脾利湿，清热解毒等法着手，对晚期不能手术者，仍须从调理脾胃为主，存得一分胃气，则多一线生机，从而延长患者生存期。

1. 临床诊断

本病早期症状不明显，有的仅有慢性胆囊炎症状，早期诊断比较困难；当患者出现腹痛加剧、右上腹包块、黄疸、消瘦等症状时，已至中晚期，故早期诊断对治疗本病很重要。临床上对于胆囊区不适或有疼痛的患者，特别是50岁以上的中老年人伴有胆囊结石、炎症、息肉者应及时检查，以便在早期确诊。

（1）症状

①右上腹疼痛：此症状约占84%，因胆囊癌多与胆囊炎、胆结石并存，

故疼痛性质多与结石性胆囊炎相似，开始为右上腹不适，继之出现持续性隐痛或钝痛，有时伴阵发性剧痛并向右肩放射。

②消化道症状：绝大多数患者出现消化不良，厌油腻，嗳气，胃纳减少，这是由于胆囊功能减退、丧失，不能对脂肪物质进行消化所致。

③黄疸：黄疸往往在病程晚期出现，约 36.5% 的患者是由于癌组织侵犯胆管，引起恶性堵塞所致。

④发热：25.9% 的患者出现发热。

⑤右上腹肿块：病变发展到晚期，右上腹部或上腹部出现肿块，占 54.5%。一是肿瘤迅速增长，阻塞胆管，使胆囊肿大；二是侵犯十二指肠引起梗阻；另外侵及肝、胃、胰等，也可出现相应部位包块。

（2）体征

①黄疸：患者多出现皮肤、黏膜黄染，黄染较重，多为阻塞性，一旦黄疸出现，病变多已到了晚期。

②右上腹包块：右上腹可触及较为光滑肿大的胆囊，与周围组织无粘连时，移动度大；与周围组织有粘连时，可触到几个肿块。

（3）现代仪器诊断

1）超声检查：①B 超检查：可在胆囊区探及实质性肿块或出现异常波形，早期胆囊癌表现为小结节性，病变一般较小，10~25mm，占 90%，显示为隆起性病变。②彩色多普勒超声检查：胆囊癌肿瘤内及胆囊壁可探测到动脉血流，且流速很快，与良性肿瘤有显著区别，具有一定的鉴别意义。③内镜超声：能清晰显示囊壁 3 层图像。胆囊癌常呈乳头状生长，癌组织浸润胆囊壁，使其正常结构遭到破坏。内镜超声也可探测肿瘤侵犯的深度，有利于早期诊断和提供手术方式。

2）CT 检查：CT 检查能够清晰地显示胆囊、胆道局部的解剖关系，对判断胆囊大小、形态、位置，尤其是胆囊壁的显示准确率可达 90.9%，显然优于 B 超。CT 检查显示胆囊癌常呈局限性，不对称，不规则，腔内面不光滑，可与胆囊炎相鉴别。

3）磁共振检查（MRI）：MRI 检测较 B 超、CT 更为准确：①形态上：实块型胆囊癌可见胆囊内有不规则包块。胆囊癌呈浸润型生长时，胆囊壁可呈局限性或弥漫性增厚，胆囊腔缩小，当侵及浆膜腔时，可见胆囊肝脏组织界面不规则或消失。此征象强烈支持肿瘤的诊断。②信号：肿瘤在 EW 中轴稍高于肝脏的 MR 信号。胆囊与相邻的肝脏间组织界面消失提示为肝脏受侵；肿瘤与十二指肠间脂肪层消失，提示十二指肠受侵；肝、十二指肠韧带及主动脉受侵，MRI 显示该区的实性肿块，其信号特征同原发灶。

4）内镜下逆行胆管造影（ERCP）：该方法显示胆囊癌变，诊断率可达 70%~90%，造影后显示胆囊内阴影缺损，胆囊颈管阻塞，胆囊不显影，总胆管或总肝管狭窄、梗阻。但 ERCP 检查约有半数以上胆囊不显影。该检查能了解胆管情况，有助于鉴别诊断。

5）血管造影：通过超选插管法，行胆囊动脉造影，如见到特异的肿瘤血管即可确诊；若胆囊动脉僵直压曲应高度怀疑本病。但早期不敏感，一旦发现肿瘤血管多属晚期。

6）细胞学检查：有 3 种方法，①活检：即 B 超引导下行胆囊病灶部位穿刺，该方法简单易行，胆道子母镜经皮经胆囊镜检查（PTCCS）：经腹腔镜取活检。②采取胆汁查脱落细胞，在 B 超指引下行胆囊穿刺，PTC 引流或经 PTCCS 采集等。采取胆汁查癌细胞，对半数以上的胆囊癌可做出诊断，也是对胆囊癌定性诊断的一种可靠方法。③在血液标本中查找肿瘤脱落细胞及肿瘤标记物。癌胚抗原 CEA、糖类抗原 CA199 等可作早期诊断参考。

2. 中医分型

（1）肝郁气滞证：右胁隐痛、钝痛及胃脘胀痛，嗳气，恶心，腹胀，纳差，或口干，或目黄、身黄、小便黄赤，苔薄，脉弦。

（2）痰瘀互结证：右胁胀痛或刺痛，胸闷纳呆，恶心呕吐，腹胀乏力，胁肋下或见积块，或身目俱黄，苔白腻，舌有瘀斑，脉弦滑。

（3）肝胆湿热证：右胁胀痛，或右肩胛放射痛，胸闷且痛，恶心呕吐，口苦，身目发黄，小便黄赤，苔腻，大便不畅，脉弦滑。

（4）肝胆实热证：黄疸胁痛，高热烦躁，口苦口干，胃纳呆滞，腹部胀满，恶心呕吐，大便秘结，小便黄赤，苔黄糙，脉弦滑数。

（5）脾虚湿阻证：面目及肌肤发黄，黄色较淡，右胁隐痛或胀痛绵绵，胸闷腹胀，纳差肢软，大便溏薄，苔白腻，舌淡体胖，脉沉细或濡细。

（6）气滞血瘀证：右上腹持续性胀痛，有时疼痛剧烈难忍，右上腹可触及肿块，拒按，面色黧黑或黄疸，食欲不振，大便不调，舌质略红，苔薄黄，舌底脉络迂曲，脉弦涩。

一、药物外治法

中药贴敷疗法

处方 074

大黄、雄黄各 30g，天花粉 10g，冰片、生南星、乳香、没药各 20g，黄柏、姜黄、皮硝、芙蓉叶各 50g。

【用法】上药共研细末备用，用时将药末加饴糖调成糊状，摊于油纸上，厚度 3~5mm，贴敷疼痛处，隔日换 1 次，2 次为 1 个疗程。

【适应证】胆囊癌引起的癌痛。

【注意事项】对本品过敏者禁用，气血将脱者禁用。

【出处】庞国明 .《肿瘤病诊疗全书》中国医药科技出版社 .

处方 075

制乳香、制没药、密陀僧、干蟾皮各 30g，龙胆草、铅丹、冰片、公丁香、雄黄、细辛各 15g，煅寒水石 60g，生南星 20g，大黄、姜黄各 50g。

【用法】上药各为细末，和匀，用时取酌量药粉调入凡士林内，贴敷肿块部位，隔日一换。

【适应证】胆囊癌所致肿胀疼痛。

【注意事项】对本品过敏者禁用。

【出处】贾一江，庞国明，府强等 .《当代中药外治临床大全》中国中医药出版社 .

二、非药物外治法

针灸疗法

处方 076

耳针，取胆、腹、神门、交感等。也可用体针，取足三里、三阴交、胆囊等穴。

【操作】以上各穴针刺得气后轮流捻转 3 次后即退针，每天 1 次，15 天为 1 个疗程。

【适应证】胆囊癌所致疼痛。

【注意事项】晕针者禁用；避免折针。

【出处】庞国明.《肿瘤病诊疗全书》中国医药科技出版社.

综合评按：胆囊癌所致黄疸、癌痛是肿瘤患者，特别是晚期患者最常出现的症状之一，其发生率很高，给患者的身心造成很大的伤害，严重影响患者的生活质量。因此解决此类患者的疼痛等并发症是医护工作者的一项重要工作。国际卫生组织所推广的标准化治疗，目前有效率仅能够达到 85% 左右，且多数是控制在轻度疼痛的范围，并不能达到真正的"无痛"，同时产生的副作用大家共知。为此，为减少"三阶梯止痛药"的加量应用，针对轻度疼痛或三阶梯药物治疗后而继续留有轻度疼痛患者，采用中医药外治的方法，可以让该类患者实现真正的"无痛"。《素问·举痛论》云："寒气入经而稽迟，泣而不行，客于脉外则血少，客于脉中则气不通，故卒然而痛。"据经文所述，寒气是导致疼痛的主因。痛的发病机制主要是经脉气血滞涩不通，即所谓"泣而不行"，故后世常谓"痛则不通，不通则痛"。清代吴师机言："外治之理即内治之理，外治之药即内治之药，所异者法耳。"基于以上理论基础，给予患者中医外治法以治癌痛。外用药物可避免口服中药对胃气的损伤，提高患者的依从性，临床中亦未见明显副作用，值得进一步推广应用。但临床中也有少部分属温热病性的疼痛不适合用此类方法，有待今后进一步研究新的方药来治疗。

第九节　肾癌

肾癌是泌尿系统常见的恶性肿瘤，属中医学"溺血""疸癖""肾积"范畴，40~60 岁男性高发。由于患病分期不同，肾癌的临床症状有所差异，尤其是疾病初期可无明显症状，但随着病情进展，大都有无痛血尿、腰部或上腹部肿块和腰部疼痛三大典型症状。

1. 临床诊断

目前超过 50% 的肾癌是在对腹部非特异性症状或其他器官疾病的检查中意外发现的。影像学检查在肾癌诊治过程的不同阶段有重要的作用：对于原发肿瘤有利于病灶的发现、定位、定性及分期；在术中可辅助定位；在术后及非手术治疗过程中是随诊的重要手段。临床应根据各方法的优劣和临床需要进行规范选择。

（1）胸部 X 线检查：肾癌患者应常规行胸部正侧位 X 线片，对胸部 X 线片有可疑结节或临床分期≥Ⅲ期的患者，需做胸部 CT。

（2）超声检查：腹部超声检查是发现肾肿瘤最简便和常用的方法。肾超声造影检查有助于鉴别肾肿瘤的良恶性，适用于慢性肾功能衰竭或碘过敏而不适宜行增强 CT 扫描的肾肿瘤患者，以及复杂性肾囊肿患者的鉴别诊断。

（3）CT 检查：腹部 CT 检查是肾癌术前诊断及术后随访的最常用检查方法。完整 CT 检查应包括平扫和增强扫描。CT 扫描可对大多数肾肿瘤进行定性诊断，具有较高的诊断敏感度和特异度，因此经 CT 检查明确诊断而且拟行手术的患者无需术前穿刺证实。

2. 中医分型

（1）湿热蕴结证：症见无痛溺血，间断发作，迁延月余，腰背酸痛，腰腹肿块，时有低热或身困倦怠，纳食不佳，舌质淡红，苔白腻而中黄，脉滑数或细数。

（2）瘀血内阻证：症见面色晦暗，腰部或上腹部包块增大，腹痛较剧，痛处固定，舌边尖有斑点，舌质紫暗，脉细涩或结代。

（3）阴虚瘀结证：症见血尿频发，腰部钝痛，腰腹部肿块日渐增大，口干舌燥，五心烦热，虚烦失眠，大便秘结，舌质淡红或紫暗，苔光剥或花剥，脉细数或弦。

（4）正虚邪恋证：症见腰膝酸软，体弱乏力，精神萎靡，时有低热，或有血尿，面色苍白，纳食不振，舌质淡红或淡白，苔薄白或白腻，脉软无力或细数。

（5）肾阳虚衰证：症见面色㿠白，腰痛腰酸，四肢不温，尿血不多，便溏溲清，舌质淡，苔薄，脉沉细。

一、药物外治法

（一）热熨疗法

处方 077

茴香 300g。

【用法】取茴香 300g 炒热，用纱布包裹制成热敷包，放置于患者神阙、天枢、中脘、关元、气海、肾俞等穴处，以无灼痛感为宜，避免烫伤皮肤，每穴 10 分钟，每天 2 次。

【适应证】肾癌治疗术后化疗后腹胀、尿潴留、疼痛等症。

【注意事项】对本药物过敏者禁用，注意防烫伤。

【出处】《心电图杂志（电子版）》2017（6）：239-240.

处方 078

补骨脂 20g，细辛 20g，川乌 30g，草乌 30g，马钱子 15g，威灵仙 20g，透骨草 20g。

【用法】用上方药物制成热敷包，选取固定痛点最明显的部位热敷，每天 2 次。

【适应证】肾癌疼痛、肾癌骨转移性疼痛等。

【注意事项】对本药物过敏者禁用，注意防烫伤。

【出处】《中国初级卫生保健》2013（7）：113.

（二）贴敷疗法

处方 079

大黄 50g，天花粉 100g，冰片 20g，黄柏 50g，生南星 20g，乳香 20g，没药 20g，姜黄 50g，皮硝 50g，莲叶 50g，雄黄 30g。

【用法】将上药共研细末，加蜂蜜调成糊状，平摊于油纸上，贴敷于腹部肿块或痛处，每天换药 1 次。

【适应证】各型肾癌疼痛、肿胀。

【注意事项】有皮肤过敏者暂停使用。

【出处】《肿瘤中医证治精要》2007（8）：180.

处方 080

消肿止痛膏：马钱子、天南星、樟脑、丁香、乳香、没药、黄连、蟾酥、斑蝥。

【用法】上药制膏药，贴敷肿块处。

【适应证】各型未经手术的肾癌。

【注意事项】皮肤过敏者暂停使用。

【出处】《肿瘤中医证治精要》2007（8）：181.

处方 081

克痛散：山柰、乳香、没药、大黄、姜黄、栀子、白芷、黄芩各 20g，小茴香、丁香、赤芍、木香、黄柏各 20g，蓖麻仁 20 粒。

【用法】上药共研末，以蛋清拌匀成糊状，贴敷于腰部或痛处，再以纱布或油纸覆盖，以胶布固定，每 12 小时换药 1 次，疼痛剧烈者，每 6 小时换药 1 次。

【适应证】肾癌疼痛。

【注意事项】对本品过敏者禁用。

【出处】《肿瘤中医证治精要》2007（8）：181.

处方 082

香砂大蒜膏。

大蒜 8 枚，丁香、砂仁、良姜各 10g，生姜 15g，食盐 5g。

【用法】上方同捣如泥状，做药饼贴中脘、足三里处。

【适应证】肾癌术后纳差乏力。

【注意事项】对本品过敏者禁用。

【出处】《肿瘤中医证治精要》2007（8）：181.

二、非药物外治法

（一）针刺疗法

处方 083

百会、内关、三阴交、肝俞、肾俞、命门、阿是穴。

【操作】以上各穴针刺得气后，轮流捻转 3 次后即退针，每天 1 次，15 天为 1 个疗程。

【适应证】肾癌患者腰膝酸软，体弱乏力，精神萎靡，时有低热，或有血尿，面色苍白，纳食不振等。

【注意事项】避免折针，晕针者禁用。

【出处】《肿瘤中医证治精要》2007（8）：181.

处方 084

肾俞、足三里、阳陵泉、三阴交。

【操作】缓慢进针，留针半小时，每隔 5~10 分钟震刮针柄 1 次，治疗癌性疼痛，亦可长时间留针。

【适应证】各型肾癌疼痛。

【注意事项】注意监护，以免折针，晕针者禁用。

【出处】《肿瘤中医证治精要》2007（8）：181.

（二）刮痧疗法

处方 085

心俞、神堂、尺泽、曲泽、少海、内关、太渊。

【操作】以刮痧板刮拭以上诸穴，使周围皮肤发红、充血、出现斑点为度。

【适应证】各型肾癌疼痛。

【注意事项】不可用力过大使表皮破损。气血将脱者禁用。

【出处】《图解刮痧疗法》2017（1）：274.

处方 086

夹脊、肝俞、魄门、胆俞。

【操作】以刮痧板刮拭以上诸穴，以穴位处皮肤发红、充血、出现斑点为度。

【适应证】肾癌晚期焦虑烦躁。

【注意事项】不可用力过大使表皮破损。

【出处】《图解刮痧疗法》2017（1）：274.

（三）艾灸疗法

处方 087

脾俞、肝俞、肾俞、足三里、三阴交。

【操作】每穴灸 4~6 壮，每天 1 次。

【适应证】肾癌晚期或术后出现的乏力、头晕、纳呆、失眠等疲劳虚脱症状。

【注意事项】防烫伤。

【出处】《光明中医》2018（8）：2311.

处方 088

内关、足三里、膈俞、三阴交、悬钟。

【用法】每穴灸 4~6 壮，每天 1 次。

【适应证】肾癌放疗、化疗后出现的厌食、嗳气、呃逆、头晕乏力、心悸不宁等症状。

【注意事项】防烫伤。

【出处】《现代中西医结合杂志》2017（30）：3414–3417.

综合评按： 肾癌，一般多用外科手术治疗，但从近年来临床和有关资料来看，中医外治肾癌可使药物直达病所、祛除病邪、消除临床症状、缩短治疗时间。临床实践中灵活运用，视其轻重缓急或施一法或多法兼施，可得良效。

第十节 前列腺癌

前列腺癌是男性生殖系统的恶性肿瘤，中医文献尚未见前列腺癌之病名，但有不少类似的记载和描述。本病属中医学淋证、癃闭、痛证、血证等范畴。本病主要表现为疼痛、排尿障碍、血尿、全身性改变。

1. 临床诊断

前列腺癌多发生在前列腺后叶，而侧叶较少见，97% 为腺癌，早期患者无症状，肿瘤有转移时，出现相应部位的症状，如骨疼和下肢水肿等。直肠指诊检查前列腺时，可触到肿块。前列腺液涂片或穿刺检查均可获细胞学诊断。酸性磷酸酶和同工酶是一项诊断前列腺癌的生化指标，随着病情发展，酸性磷酸酶的阳性率也随之增高，近年来，采用免疫电泳法提高了其敏感性，但在早期前列腺癌中仍不如前列腺特异抗原（PSA），但特异性较 PSA 高，如与 PSA 联合能提高前列腺癌诊断的准确性。其他生化指标，如精浆蛋白等也有参考价值。B 超、CT、MRI、同位素检查及 X 线片可提供肿瘤大小、范围和转移灶等，对诊断、分期治疗有价值。

2. 中医分型

（1）膀胱湿热证：小便点滴不通，或极少而短赤灼热，小腹胀满，口苦口黏，或口渴不欲饮，或大便不畅，舌苔根黄腻、舌质红，脉数。

（2）肺热壅盛证：小便涓滴不通，或点滴不爽，咽干，口渴欲饮，呼吸短促，或有咳嗽，苔薄黄，脉数。

（3）肝郁气滞证：情志抑郁，或多烦善怒，小便不通或通而不畅，胸腹胀满，苔薄或薄黄，舌红，脉弦。

（4）尿路阻塞证：小便点滴而下，或尿如细线则阻塞不通，小腹胀满疼痛，舌质紫暗，或有瘀点，脉涩。

（5）中气不足证：小腹坠胀，时欲小便而不得出，或量少而不畅，精神疲乏，食欲不振，气短而语声低细，舌质淡，苔薄，脉细弱。

（6）肾阳衰惫证：小便不通或点滴不爽，排出无力，面色㿠白，神气怯弱，畏寒，腰膝冷而酸软无力，舌质淡，苔白，脉沉细而尺弱。

一、药物外治法

（一）中药贴敷疗法

处方 089

吴茱萸 10g，细辛 10g，茴香 10g，乌药 30g，荜菝 30g，干姜 30g。

【用法】上药混合打粉，加入少量冷水调糊，然后外敷下腹部，每天 2 次。

【适应证】前列腺癌、前列腺肥大所致尿潴留。

【注意事项】药物过敏者禁用，皮肤溃破者禁用。

【出处】贾一江，庞国明，府强等.《当代中药外治临床大全》中国中医药出版社.

处方 090

冰片 3g，姜黄 3g，麝香 0.3g，生南星 2g。

【用法】上药共为细末，酒醋各半调成糊状，涂敷于下腹部，药干后更换。

【适应证】前列腺癌疼痛。

【注意事项】药物过敏者禁用，皮肤溃破者禁用。

【出处】贾一江，庞国明，府强等.《当代中药外治临床大全》中国中医药出版社.

处方 091

黄芪、红参、黄精、茯苓、猪苓、小茴香、麝香、当归各 15g，天冬、砂仁、土鳖虫各 10g。

【用法】由制剂科加工制成巴布贴，大小为 3cm×3cm，外敷脐部（神阙穴）。每次 1 贴，贴敷 48 小时，隔天使用。30 天为 1 个疗程。

【适应证】前列腺癌术后纳差、胀气等胃肠道并发症。

【注意事项】检查患者皮肤情况，如果皮肤有红、肿、硬结、破溃或皮肤过敏者禁用。

【出处】王华，钱志云.《当代中医外治精要》中国中医药出版社.

（二）涂擦疗法

处方 092

冰香止痛液：朱砂 15g，乳香 15g，没药 15g，冰片 3g。

【用法】将上方药物捣碎，装入盛有 500ml 米醋的瓶内，密封 2 天后取上清液装入小瓶备用。用时以棉签蘸药水涂痛处，稍干再涂。一般用药 10~15 分钟疼痛消失，可维持 2 天以上。

【适应证】前列腺癌疼痛。

【出处】贾一江，庞国明，府强等.《当代中药外治临床大全》中国中医药出版社.

处方 093

止痛酊：蟾酥 3g，细辛、生半夏、生南星、生川乌、生草乌、全蝎、冰片各 20g。

【用法】上述药物研成粗末，浸入 95% 乙醇溶液 500ml 中，密封 1 周后使用。用时外涂疼痛局部，可应急止痛，维持 2~4 天。

【适应证】前列腺癌疼痛。

【注意事项】检查患者皮肤情况，如果皮肤有红、肿、硬结、破溃或皮肤过敏者禁用。

【出处】贾一江，庞国明，府强等.《当代中药外治临床大全》中国中医药出版社.

二、非药物外治法

（一）微波穴位照射疗法

处方 094

取足三里、关元加痛点局部取穴（即阿是穴以痛为腧），结合循经取穴，头部骨痛配合百会、合谷穴；胸部骨痛配合肺俞、膻中、肾俞、委中穴；骨盆处骨痛配合环跳、髀关穴；下肢部骨痛配合阳陵泉、三阴交等穴。

【操作】患者屈膝仰卧位，双腘窝下各垫以枕头。常规消毒后，以毫针针刺穴位，得气后行平补平泻法。留针 50 分钟，每隔 10 分钟行针 1 次。采用微波治疗机，治疗功率 1~60W 可调，调节精度 1W，输出频率为 2450MHz，波长 122en，温度显示系统由电脑控制。穴位针刺得气后，将直径为 5cm 的辐射器置于会阴穴，辐射器与皮肤之间加一薄防护毡套，以防灼伤。开机输出微波，温度保持在 42±1℃治疗 50 分钟后关机并起针，每天 1 次，连续 10 次为 1 个疗程，疗程间休息 3 天，再行下 1 个疗程。

【适应证】晚期前列腺癌骨转移疼痛。

【注意事项】排除急性尿潴留，或先前针对膀胱出口梗阻的侵袭性治疗失败者。

【出处】王华，钱志云.《当代中医外治精要》中国中医药出版社.

（二）耳穴贴敷疗法

处方 095

耳穴神门、交感、皮质下，根据骨转移部位增加腰骶椎、胸椎、颈椎、髋、膝、踝等穴位。

【操作】用耳穴探针按压上述耳穴，找出最敏感的痛点作为治疗的穴位。选定穴位后，局部用酒精消毒耳廓，待干，将生王不留行籽用胶布以压丸法压贴在选用的耳穴上。每次贴压一侧耳穴，两耳轮换，每周一、周四更换耳贴，持续治疗 8 周。按压方法：拇指放于耳廓背部，食指置于耳廓内侧已压丸的耳穴处，拇指食指对捏按压，用力由轻到重，每次每穴按压 1 分钟，每 4 小时一次，得气时会出现酸、麻、胀感。

【适应证】晚期前列腺癌骨转移疼痛。

【注意事项】按压前修剪过长指甲，防指甲损伤耳朵；洗脸、沐浴时注意不要弄湿耳廓皮肤，耳贴湿水脱落时应及时更换；发现耳穴局部红肿、起皮疹、瘙痒或破损，应立即停止压豆。

【出处】尉迟静.《简明耳针学》安徽科学技术出版社.

（三）推拿按摩疗法

处方 096

劳宫、少府、大陵、神门、阴陵泉、三阴交、中极等穴位。

【操作】患者取坐位，医生一手握患腕，另一手施用揉拿手三阴法，点按劳宫、少府、大陵、神门以清营凉血，清泻心火；以拇指点按小肠俞、膀胱俞以清利湿热、疏利膀胱。后用推拿足三阴法，点按阴陵泉、三阴交、中极以清利湿热毒邪，通调小便，凉血止血。

【适应证】前列腺癌所致小便不利。

【注意事项】操作人员应始终注意患者反应、安全情况。

【出处】严隽陶.《推拿学》中国中医药出版社.

（四）温针灸疗法

处方 097

中极、关元、曲池、合谷、内关、足三里、阳陵泉、三阴交、百会等穴；双侧上髎、次髎、中髎、下髎穴。

【操作】取中极、关元、曲池、合谷、内关、足三里、阳陵泉、三阴交、百会等穴，平补平泻，留针 15~30 分钟，每周治疗 5 次，连续 3 周。在此基础上，选双侧上髎、次髎、中髎、下髎，手法：直刺 1~1.2 寸，以局部酸胀为度，做捻转与提插，以有针感并向会阴部放射为度，将一段长约 2cm 的艾条穿孔套在针柄上，点燃施灸，使热力通过针身传到穴位深层，留针 15~30 分钟，每周 3 次，连续 3 周。

【适应证】前列腺癌术后尿失禁。

【注意事项】禁忌：恶性肿瘤有多处转移的患者；合并活动性结核及其他严重的感染性疾病者；患有精神障碍疾病，不能配合者；所取穴位局部皮肤破溃、感染者。

【出处】石学敏.《针灸推拿学》中国中医药出版社.

综合评按：随着社会老龄化程度越来越明显，我国前列腺癌患者数量在癌症患者中占比越来越大。中医药外治法能有效地改善患者的躯体不适症状，特别是灸法和针刺疗法，临床可辨证选用。

第十一节　宫颈癌

子宫颈癌又称宫颈癌，是发生于子宫颈阴道部及子宫颈管上皮的恶性肿瘤，是世界范围内女性最常见的第四大肿瘤。其临床特点是阴道出血、阴道流液、腰及下腹部疼痛等。本病属于中医"带下""崩漏""癥瘕"范畴。中医认为宫颈癌多由脏腑虚损、冲脉失约、带脉不固、邪毒瘀阻血络和痰湿内结胞宫所致，与肝、脾、肾三脏关系最为密切。

1. 临床诊断

（1）常见临床表现

①阴道出血：早期为少量接触性阴道出血，常见于性生活或妇检后。后期阴道流血的频度和每次出血量增加，可发生大出血。

②阴道流液：早期为白带增多，后期流液增多，稀薄似水样，腥臭，合并感染时伴有恶臭或呈脓性。

③疼痛：多发生于中、晚期患者或合并感染者，多位于下腹、臀部、骶尾部、肾区等。

④泌尿道症状：常为感染引起，可出现尿频、尿急、尿痛。后期可侵犯膀胱，出现血尿、脓尿，以至形成膀胱阴道瘘。

⑤下消化道症状：可压迫直肠，造成排便困难，侵犯直肠可产生血便、黏液便，最后可形成直肠阴道瘘。

⑥全身性症状：发热、消瘦、贫血、水肿、体倦乏力等。

（2）体征

原位癌及早期浸润癌可出现糜烂、小溃疡或乳头状瘤。肿瘤向外生长可形成菜花、乳头、息肉状，组织脆、易出血和流液；肿瘤向内生长可形成结节型病灶，外观呈不规则结节，向深部浸润，表面可呈糜烂状，阴道出血较少。

（3）病史

早年性交，早婚，性生活紊乱，多育，慢性宫颈炎久治不愈。

（4）辅助检查

宫颈刮片细胞学检查、宫颈病理活检、影像学检查、免疫学诊断（SCC等肿瘤相关抗原检测）、膀胱镜检查、直肠镜检查、结肠镜检查等。

2. 中医分型

（1）肝郁脾虚证：面色暗黄，大便干结，舌苔薄，脉弦。伴有接触性出血，色鲜无块，带下色黄。病程偏于早期或疾病稳定期。

（2）湿热瘀毒证：隐痛或刺痛，小便短赤，大便秘结，舌黯，苔黄或腻，脉弦数或滑数。本证型多见于宫颈癌局部坏死溃疡、继发感染者。

（3）肝肾阴虚证：头晕耳鸣，目眩口干，腰膝酸软，手足心热，夜寐不安，便秘尿赤。阴道流血量多、色红，带下色黄，或如块状。舌红、苔少，脉弦细。

（4）脾肾阳虚证：神疲乏力，腰膝酸软，小便坠胀，纳呆倦怠，白带清稀而多，阴道流血量多色淡，大便先干后溏，舌质胖，苔白润，脉细弱。

一、药物外治法

（一）中药贴敷疗法

🥄**处方 098**

乌梅炭 32g，鸦胆子 5g，生马钱子 5g，轻粉 10g，雄黄 10g，砒石 10g，硇砂 10g，元寸 0.9g，冰片 3g。

【用法】上药一剂研粉，过 200 目筛，用紫外线照射 24 小时，装瓷瓶150℃烘烤 30 分钟备用。用时用棉签蘸撒肿物表面，以表面覆盖为度，避免过厚。

【适应证】宫颈癌瘤毒较盛，或有瘤块腐败者。

【注意事项】贴敷前要详细询问患者病史及皮肤过敏史，有局部皮肤溃烂、过敏及慢性皮疹、皮炎者禁用；使用中若出现辛辣烧灼感或瘙痒应立即取下药贴，根据患者皮肤反应给予对症处理；敷药期间勿食辛辣刺激性食物；慎房事。

【出处】林洪生.《恶性肿瘤中医诊疗指南》人民卫生出版社.

处方 099

黄连 15g，黄芩 15g，黄柏 15g，紫草 15g，硼砂 30g，枯矾 30g，梅片适量。

【用法】上药一剂研粉，过 160 目筛，用紫外线照射 24 小时，装瓷瓶 90℃烘烤 60 分钟备用。用时用棉签沾撒肿物表面，以表面覆盖为度，避免过厚。

【适应证】早期宫颈癌。

【注意事项】贴敷前要详细询问患者病史及皮肤过敏史，有局部皮肤溃烂、过敏及慢性皮疹、皮炎者禁用；使用中若出现辛辣烧灼感或瘙痒应立即取下药贴，根据患者皮肤反应给予对症处理；敷药期间嘱患者勿食辛辣刺激性食物；慎房事。

【出处】林洪生.《恶性肿瘤中医诊疗指南》人民卫生出版社.

处方 100

血竭 10g，炉甘石 10g，白及 10g，胆石膏 90g，橡皮 10g，枯矾 15g，青黛 10g。

【用法】上药研细末，以蜂蜜调和为膏，温热后贴敷在下腹部、腰骶部或体表痛处，或用小的穴位贴贴敷于神阙穴、气海穴等穴位表面；时间以 2~4 小时为宜，一般不超过 6 小时。

【适应证】宫颈癌瘤毒较盛，或有瘤块腐败者。

【注意事项】贴敷前要详细询问患者病史及皮肤过敏史，有局部皮肤溃烂、过敏及慢性皮疹、皮炎者禁用；使用中若出现辛辣烧灼感或瘙痒应立即取下药贴，根据患者皮肤反应给予对症处理；敷药期间嘱患者勿食辛辣刺激性食物；慎房事。

【出处】林洪生.《恶性肿瘤中医诊疗指南》人民卫生出版社.

（二）中药宫颈纳药法

处方 101

明矾 60g，白砒 45g，雄黄 7.2g，没药 3.6g。

辅助药物 1：双紫粉：紫草 30g，紫花地丁 30g，草河车 30g，黄柏 30g，墨旱莲 30g，冰片少许。

辅助药物 2：鹤酱粉：鹤草 30g，败酱草 30g，金银花 30g，黄柏 30g，苦参 30g，冰片 3g。

【用法】先将白砒及明矾分别研成粗粉，混合后锻制成白色块状物，研细加雄黄、没药粉，混合均匀，压制成型，用紫外线消毒后备用。双紫粉和鹤酱粉用法：共同研成细末，高压消毒后外用。

【适应证】宫颈重度非典型增生、宫颈鳞状上皮原位癌（包括累及腺体）、宫颈鳞癌 Ia 期。

【注意事项】双紫粉或鹤酱粉具有清热解毒、制腐止血作用，是辅助药物，可任选一种。局部外用中药纳药或栓剂，使肿瘤凝固、坏死、溶解、脱落，减轻宫颈水肿，减少或控制出血，抑制局部感染，促进肿瘤溃烂面愈合，可作为术前准备用药，也可用于保守治疗，改善放疗患者临床症状，减轻痛苦。敷药期间勿食辛辣刺激性食物，戒色欲，慎房事。如有不适，及时停药并局部处理。

【出处】林洪生 .《恶性肿瘤中医诊疗指南》人民卫生出版社 .

🥣 处方 102

催脱钉：山慈菇 18g，枯矾 18g，白砒 9g，蛇床子 3g，硼砂 3g，冰片 3g，雄黄 2g，麝香 0.9g。

【用法】以上诸药研为细末，加适量江米糊，制成 1cm 左右长条形钉剂，阴干，后纳入宫颈局部。

【适应证】早期宫颈癌，宫颈鳞状上皮非典型增生。

【注意事项】敷药期间勿食辛辣刺激性食物，戒色欲，慎房事。如有不适，及时停药并局部处理。

【出处】林洪生 .《恶性肿瘤中医诊疗指南》人民卫生出版社 .

🥣 处方 103

胆栓：麝香、枯矾、雄黄、猪胆汁、冰片、硼砂、青黛、白花蛇舌草、茵陈、黄柏、百部、蓖麻油等。

【用法】制成栓剂，阴道给药，每晚 1 粒，10 次为 1 个疗程。

【适应证】宫颈癌兼见迁腐生毒、疼痛出血等症。

【注意事项】敷药期间勿食辛辣刺激性食物，戒色欲，慎房事。如有不适，及时停药并局部处理。对本药物成分过敏者禁用。

【出处】林洪生 .《恶性肿瘤中医诊疗指南》人民卫生出版社 .

处方 104

南星半夏散：生南星 6g，生半夏、明矾各 30g，山豆根 15g，蜈蚣 10 条。

【用法】将上药末平分 20 份，每次 1 份，用有尾棉球蘸满药末，纳入病变部位，每天早晚各换 1 次。

【适应证】各型宫颈癌患者。

【注意事项】敷药期间勿食辛辣刺激性食物，戒色欲，慎房事。如有不适，及时停药并局部处理。对本药物成分过敏者禁用。

【出处】林洪生 .《恶性肿瘤中医诊疗指南》人民卫生出版社 .

（三）中药灌肠疗法

处方 105

白头翁 15g，地榆炭 15g，乌贼骨 15g，白及 15g，黄连 10g，三七 3g，血竭 3g。

【用法】上药浓煎，取汁 200ml，保留灌肠，每天 1 次，15 天为 1 个疗程。

【适应证】宫颈癌放疗后，合并放射性肠炎的患者，表现为黏液血便、里急后重、腹痛下坠。

【注意事项】对本药物成分过敏者禁用。

【出处】林洪生 .《恶性肿瘤中医诊疗指南》人民卫生出版社 .

处方 106

仙鹤草、黄芪、黄精、枸杞子、麦冬适量。

【用法】上药浓煎，取汁 200ml，低温（38℃）保留灌肠，每天 1 次，15 天为 1 个疗程。

【适应证】宫颈癌放疗后期。

【注意事项】用药期间勿食辛辣刺激性食物，戒色欲，房事。如有不适，及时停药并局部处理。对本药物成分过敏者禁用。

【出处】《湖南中医药大学学报》2016，36（4）：64-66.

处方 107

白及、升麻、侧柏炭、当归、黄柏适量。

【用法】上药浓煎，取汁 200ml，保留灌肠，每天 1 次，15 天为 1 个疗程。

【适应证】宫颈癌放疗导致的放射性肠炎。

【注意事项】用药期间勿食辛辣刺激性食物，慎房事。如有不适，及时停药并做局部处理。对本药物成分过敏者禁用。

【出处】《湖南中医药大学学报》2016，36（4）：64-66.

（四）中药熏洗疗法

处方 108

黄连 30g，地肤子 30g，紫草 15g，黄柏 30g，百部 30g，蛇床子 30g，防风 20g，花椒 20g，冰片 15g，局部皮肤有破溃者去花椒，加枯矾 20g。

【用法】上药加水煎煮，取汁 2500~3500ml，溶入冰片、枯矾，使用时先熏后洗，坐浴 20~30 分钟，每天 2 次。

【适应证】宫颈癌放疗引起的外阴瘙痒症，伴炎性渗出和组织水肿症状。

【注意事项】治疗中注意保持外阴及肛门周围皮肤清洁、干燥，忌刺激皮肤。

【出处】《中国中医急症》2004，13（4）：249.

二、非药物外治法

（一）针刺疗法

处方 109

气海、子宫、蠡沟、三阴交；宫颈疼痛者加太冲、太溪，带下多者加丰隆、地机；尿频、尿血者加中极。

【操作】针刺上述穴位，以平补平泻手法为主，得气后留针 15~20 分钟，每天 1 次，针刺 12~20 次为 1 个疗程。

【适应证】各型宫颈癌患者。

【注意事项】晕针者禁用。

【出处】赵长龙，李艳华.《实用中医针灸推拿》中医古籍出版社.

处方 110

合谷、天枢、上巨虚、足三里。里急后重者加气海；黏液便者加阳陵泉、三阴交；伴有血便者加下巨虚。

【操作】针刺上述穴位，以平补平泻手法为主，得气后留针 20 分钟，每天 1 次。

【适应证】宫颈癌患者放疗后引起的放射性直肠炎。

【注意事项】晕针者禁用。

【出处】林洪生.《恶性肿瘤中医诊疗指南》人民卫生出版社.

处方 111

足三里、关元、气海、三阴交、昆仑、地机、血海等。

【操作】针刺上述穴位，以平补平泻手法为主，得气后留针 20 分钟，每天 1 次。

【主治】宫颈癌患者放疗后引起的白细胞降低。

【注意事项】晕针者禁用。

【出处】林洪生.《恶性肿瘤中医诊疗指南》人民卫生出版社.

处方 112

中极、气海、关元、三阴交、足三里、阴陵泉。

【操作】术后第 4 天开始针刺上述穴位，以平补平泻手法为主，得气后加电针治疗 30 分钟，以患者能够耐受为度，每天 1 次，5 天为 1 个疗程，治疗 1~2 个疗程。

【适应证】宫颈癌患者术后尿潴留。

【注意事项】晕针者禁用。

【出处】《中医杂志》2014，55（18）：1575–1577.

处方 113

双侧肾俞、膀胱、阴陵泉、足三里、三阴交。

【用法】术后 24 小时左右行穴位埋线治疗。

【适应证】宫颈癌Ⅱ型全子宫切除术后尿潴留的预防。

【注意事项】晕针者禁用。

【出处】《海南医学》2014，25（24）：3699-3700.

（二）艾灸疗法

处方 114

神阙、气海、关元。

【操作】艾灸每次 30 分钟~1 小时，每天 1 次。

【适应证】宫颈癌患者急性放射性直肠炎的预防和治疗。

【注意事项】皮肤溃破者禁用。

【出处】李敏.艾灸在宫颈癌放疗中防治急性放射性肠炎效果研究［D］.广州中医药大学，2015.

（三）按摩疗法

处方 115

膀胱区及穴位：内关、三阴交、足三里、阳陵泉、气海、中极等穴位。

【操作】于拔除导尿管后对宫颈癌患者的膀胱功能区进行按摩。宫颈癌患者取平卧位，四肢放松。按摩前先用热毛巾或热水袋热敷患者膀胱区，使腹肌收缩增加腹内压；嘱患者平静呼吸，采用点、按、压、揉等方式进行按摩，每个穴位按摩 2 分钟，每天 3 次，吸气时用力按揉，呼气时放松，以患者出现酸、胀、麻感为宜，力度由轻到重，再由重到轻，按摩力度以不引起宫颈癌患者的不适为度。

【适应证】宫颈癌术后尿潴留。

【注意事项】气血将脱者禁用。

【出处】《中西医结合护理》2016，2（6）：8-10.

（四）五音疗法

🥄处方 116

宫、商、角、徵、羽 5 种调式音。

【操作】中医五音疗法是利用古代的宫、商、角、徵、羽 5 种调式音乐的特性与五脏五行的属性关系来选择曲目，进行调养治疗。具体方法：选取《中国传统五行音乐》作为治疗音乐，其中包括宫调式、徵调式、羽调式、商调式、角调式五种类型。宫调式乐曲（脾音土音），可调节消化系统功能，对神经系统、精神的调节也有一定的作用，其代表乐曲为《春江花月夜》；商调式乐曲（肺音金音），可调节呼吸系统功能，对神经系统、内分泌系统有一定的影响，其代表乐曲为《悲怆》；角调式乐曲（肝音木间），主要调节神经系统，对内分泌系统、消化系统也有调节作用，其代表乐曲为《江南丝竹乐》；徵调式乐曲（心音火音），主要调节循环系统，对神经系统与精神系统疾病也有调节作用，其代表乐曲为《解放军进行曲》；羽调式乐曲（肾音水音），主要对泌尿与生殖系统有调节作用，其代表乐曲为《二泉映月》。子宫归胞宫和肾管辖，五行属水，可以多选取羽调式乐曲播放；针对焦虑可以多选取宫调式乐曲播放，调节精神状态。在化放疗前 1 天对患者访视，向患者介绍中医音乐疗法的目的和意义。将音乐治疗室内温度设置为 22~26℃，湿度 55% ~60%，配备一些植物并在墙上悬挂一些赏心悦目的图片，灯光选用暖色调，配置音乐播放器、耳机以及可以躺卧的沙发，每个沙发之间用屏风遮挡，使患者处于一个较独立的环境。音乐播放器内提前设置好五类音乐共 20 首，顺序播放完羽调式和宫调式乐曲之后，再让患者随机选取播放其他类乐曲，前提是每次干预时 5 类音乐都要涉及。音乐播放完后若有剩余时间患者可按自己喜好随机选取音乐。患者带好耳机并控制好音量。干预者指导患者舒展全身，摒弃杂念，闭上眼睛聆听；聆听过程中引导患者想象美好的事情，干预过程中如有不适立即停止。患者在化疗期间选择合适的时间每天进行 1 次中医五音干预，每次 20~30 分钟，持续 3 个月。在聆听音乐的同时可以监测患者的心率和血压变化，气质类型不同的患者对音乐的喜好和感知都不同，如胆汁质类型喜欢粗犷、豪迈型音乐，多血质喜欢深沉、悠扬的音乐。找到适合患者的音乐，使患者的心率和血压保持在稳定水平，波动不能太大。患者在医院化疗时每天在音乐室听，化疗间歇期可将乐曲拷到手机或电脑中在家里听，定期打电话询问患者是否坚持此方法，效果如何，建立监督机制保证整个干预的有效性。

【适应证】宫颈癌患者的焦虑、抑郁。

【注意事项】暂无。

【出处】《中华现代护理杂志》2017，23（6）：769–772.

综合评按：中医治疗宫颈癌有其明显的优势和特色，而中医外治法因为"简、便、验、廉"的特点逐渐被临床医生及患者所接受和认可。本章节的音乐疗法多为临床忽视，实际应用时有很多限制。但音乐疗法的应用前景广阔，自古以来就被用来调节人的身体状态，且对身体无创，值得临床推广。

笔者认为无论何种外治法，要确保疗效，首先应建立在辨证准确的基础上，合理而有创造性地运用，如此可以改善宫颈癌患者的全身症状，提升正气，延长生存期甚至达到根治作用。对于晚期患者还可配合西医疗法以起协同治疗作用，增加远期疗效，改善患者手术及放化疗出现的各种并发症，提高治疗效果。

第十二节　卵巢癌

卵巢癌是来自卵巢上皮、生殖细胞、性腺间质及非特异性间质的原发性恶性肿瘤，是妇科常见恶性肿瘤之一。常见的临床症状为食欲不振、腹痛、腹胀、腹部肿块等。

1. 临床诊断

绝经期前后出现腹胀、腹痛、腹部肿块等腹部症状，临床以消瘦、乏力、不规则阴道出血为主要表现。

月经初潮早、未婚不育，有家族史，尤其是直系亲属中有卵巢癌病史或遗传性卵巢癌综合征者需要提高警惕。

相关检查：查体可触及腹部包块，超声、CT、MRI 等检查可见单侧或双侧附件区实性密度不均匀包块；抽血检验肿瘤标志物 CA125、CEA、AFP、CA199 等。

病理诊断：可通过阴道后穹窿吸液涂片、子宫直肠窝穿刺吸液或冲洗液、腹水找癌细胞、细针穿刺活检、腹腔镜等进一步诊断。

2. 中医分型

（1）气滞血瘀证：包块坚硬固定，胀痛或刺痛拒按，伴胸胁不舒，夜间痛甚，月经崩漏，面色晦暗，肌肤甲错，舌质紫黯有瘀点，瘀斑，脉细。

（2）痰湿蕴结证：少腹部胀满疼痛，痛而不解，或可触及质硬包块，胸脘痞闷，面浮懒言，带下量多质黏色黄，舌淡胖或红，舌苔白腻，脉滑或滑数。

（3）肝肾阴虚证：下腹疼痛绵绵不绝，或可触及包块，头眩，腰膝酸软，四肢无力，五心烦热，月经不调，舌红少津，脉细弦数。

（4）气血两虚证：腹痛隐隐，或有腹部包块，消瘦，乏力，面色苍白，心悸气短，动辄汗出，纳差，口干不多饮，舌质淡红，苔薄，脉沉细弱。

一、药物外治法

（一）中药外敷疗法

处方 117

抗癌消水膏：全瓜蒌 50g，葶苈子 30g，桂枝 30g，老鹳草 50g，莪术 50g，大黄 30g，木香 30g，牵牛子 30g。

【用法】以上药物制成中药膏，于腹部外敷，每次贴敷 2~4 小时，每天 1 次。

【适应证】卵巢癌恶性腹水。

【注意事项】皮肤辛辣烧灼瘙痒者停用，并对症处理；皮肤破溃者勿用。

【出处】《中医外治法在恶性肿瘤并发症中的应用》2009 年国际中医药肿瘤大会：445.

处方 118

薏苡附子败酱散：生薏苡仁 30~60g，败酱草 15~30g，熟附子 5~10g。

【用法】上药加水煎 2 次，分 3 次将药液温服，药渣加青葱、食盐各 30g，加酒炒热，趁热布包，外敷患处，上加热水袋，使热气透入腹内，每次 1 小时，每天 2 次。如热象重者，附子减半，加红藤 30g，蒲公英 15g，地丁 15g，制大黄（后下）10g；发热重者，加柴胡 10g，黄芩 10g；湿象重者，加土茯苓 30g，泽兰 10g，苍术 10g；血瘀重者，加三棱 12g，莪术 12g，失笑散 12g；包块坚硬者，加王不留行 10g，水蛭 5g，蜈蚣 2 条。

【适应证】卵巢癌腹部包块。

【注意事项】对本药物成分过敏者禁用。

【出处】《陕西中医》2000，21（12）：546.

处方 119

独角莲适量。

【用法】将新鲜独角莲去皮捣成糊状，敷于肿瘤部位，上盖玻璃纸，包扎固定，24 小时更换 1 次。或用干独角莲研细末，温水调敷也可。

【适应证】各种卵巢癌包块坚硬、疼痛者。

【注意事项】对本品过敏者禁用，皮肤溃破者禁用。

【出处】《植物研究》2011，31（1）：113–116.

处方 120

加味双柏散：侧柏叶、大黄、黄柏、薄荷、泽兰等共计 100~200g。

【用法】上方用蜜糖水调成糊状，用微波炉加热至皮肤不觉烫为度，敷于肿瘤处或疼痛部位，上盖玻璃纸，包扎固定，4 小时后取走药物。

【适应证】卵巢癌包块坚硬、疼痛，卵巢癌所致腹水。

【注意事项】对本品过敏者禁用。

【出处】《辽宁中医杂志》2012，39（7）：1316–1318.

（二）中药涂擦疗法

处方 121

香药酒：乳香、没药、冰片各 30g，红花 10g。

【用法】将上述药物放入 90% 乙醇溶液 500ml 中，浸泡 3 天，取少量澄清药水涂擦痛处，每天可多次使用，疗程不限。

【适应证】卵巢癌腹痛。

【注意事项】皮肤辛辣烧灼瘙痒者停用，并对症处理；皮肤破溃者勿用；对本药物成分过敏者禁用。

【出处】《安徽中医临床杂志》2003，15（3）：264-265.

（三）中药保留灌肠疗法

处方 122

解毒得生煎：生大黄 20g，黄柏 15g，山栀子 15g，蒲公英 30g，金银花 20g，红花 15g，苦参 20g。

【用法】将上述药物加水 800ml，煎至 200ml。从肛门插入灌肠管 20~30cm 深，注药后保留药液 30~60 分钟，每天 1 次。

【适应证】卵巢癌放疗后局部炎症、疼痛、肿胀。

【注意事项】①便血量多、肠壁巨大溃疡并肠壁变薄者，应用灌肠疗法有肠穿孔的风险，需慎用；②肠道肿物巨大，合并直肠梗阻，灌肠管难以通过者，不宜使用灌肠疗法；③避免使用质地较硬、管口边缘锐利的胶管灌肠；④为达最佳疗效，多采用保留灌肠法，灌肠液滴速以 40~60 滴 / 分钟为宜，灌肠后嘱患者保留灌肠液 30 分钟以上再排出。

【出处】林洪生.《恶性肿瘤中医诊疗指南》人民卫生出版社.

二、非药物外治法

（一）针刺疗法

处方 123

关元、气海、中极、天枢、三阴交、太冲。气滞血瘀型加肝俞、膈俞、血海以行气散瘀。痰湿蕴结型加脾俞、足三里、丰隆以补益脾胃，除湿化痰。肝肾阴虚型加肝俞、肾俞、太溪以滋补肝肾。气血两虚型加足三里、血海以补气养血，也可艾灸。随症配穴：胁痛者，加阳陵泉；小腹痛甚加次髎穴。

【操作】毫针针刺，补泻兼施。每天 1 次，每次留针 30 分钟，10 次为 1 个疗程。虚证可加艾灸。电针用疏密波，频率为 2/15Hz，持续刺激 20~30 分钟。

【适应证】卵巢癌、子宫内膜癌各期。

【注意事项】晕针者禁用。

【出处】赵长龙，李艳华.《实用中医针灸推拿》中医古籍出版社.

（二）艾灸疗法

处方 124

第 1 组：命门、脾俞、肾俞；第 2 组：神阙、关元、子宫等穴。

【操作】两组穴位交替使用，命门、神阙穴采用重灸，余穴施灸时以皮肤颜色红润、不出疱为宜，每次熏灸 3~5 壮。每天 1 次，共治疗 30 天。

【适应证】卵巢癌、子宫内膜癌癌性腹腔积液。

【注意事项】晕针者禁用。

【出处】《上海针灸杂志》2014，33（3）：194.

综合评按：卵巢癌是一种常见妇科恶性肿瘤，容易发生腹腔及其他重要脏器转移，晚期也常伴有恶性腹腔积液、癌性疼痛等诸多并发症，在化疗、靶向治疗等抗肿瘤治疗过程中，配合中医外治法，往往能够减轻患者痛苦，改善生存质量，增效减毒。上述中药外用、针刺、艾灸等，均为行之有效的中医外治法。临床可以根据患者具体病情选择配合使用。

第十三节　子宫内膜癌

子宫内膜癌是严重影响女性健康的生殖道恶性肿瘤之一，高发年龄为

50~60 岁，高血压、糖尿病、肥胖成为了子宫内膜癌的主要诱因。而非规范的激素替代治疗和性激素滥用也导致了子宫内膜癌的发生率明显上升，近年来发病者趋于年轻化。常以阴道不规则出血、阴道排液、腹痛、腹部包块等为主要症状。本病属于中医"癥瘕""崩漏""五色带"的范畴。

1. 临床诊断

对于绝经后阴道出血、围绝经期异常出血或排液的患者需要进一步明确诊断，有子宫内膜癌发病高危因素者尤其应引起重视，如伴有高血压、糖尿病、肥胖、多囊卵巢综合征、不育，绝经延迟者；有长期应用雌激素、他莫昔芬或有其他雌激素增高的疾病史者；有乳腺癌、子宫内膜癌家族史者。结合 B 超、宫腔镜检查、细胞学检查及 MRI 等辅助检查进行诊断。

2. 中医分型

（1）血热证：阴道出血量多或少，色鲜红，质偏稠，咽干口燥，尿黄便秘，烦热少寐，舌红，苔少或黄，脉细数或滑。

（2）气虚证：阴道出血量多或少，色淡质稀，有劳累的诱因或劳累后出血多，面色萎黄，腰酸，头晕，倦怠乏力，纳少，小腹下坠，舌淡黯苔白，脉沉细无力。

（3）血瘀证：阴道出血量时多时少，色黯有血块，经行腹痛加剧，腰膝酸软，小腹或痛，舌暗有瘀点或瘀斑，脉弦细或涩。

（4）湿毒瘀结证：阴道出血量少，色黯，带下不断且量多，色黄如脓，或赤白带下、恶臭，小腹或痛，神疲，舌红苔腻，脉细数或弱。

一、药物外治法

中药贴敷疗法

处方 125

黄连 15g，黄芩 15g，黄柏 15g，紫草 15g，硼砂 30g，枯矾 30g，梅片适量。

【用法】上药研细末，以蜂蜜调和为膏，温热后贴敷在下腹部、腰骶部或体表痛处，或用小的穴位贴贴敷于神阙穴、气海穴等穴位表面；时间以 2~4 小时为宜，一般不超过 6 小时。

【适应证】各型早期子宫内膜癌。

【注意事项】贴敷前要详细询问患者病史及皮肤过敏史，有局部皮肤溃烂、过敏及慢性皮疹、皮炎者禁用；使用中若出现辛辣烧灼感或瘙痒应立即取下药贴，根据皮肤反应给予对症处理；敷药期间勿食辛辣刺激性食物；慎房事。

【出处】林洪生.《恶性肿瘤中医诊疗指南》人民卫生出版社.

处方 126

生薏苡仁 30~60g，败酱草 15~30g，熟附子 5~10g。

【用法】上药加水煎 2 次，分 3 次将药液温服，药渣加青葱、食盐各 30g，加酒炒热，趁热布包，外敷患处，上加热水袋，使热气透入腹内，每次 1 小时，每天 2 次。如热象重者，附子减半量，加红藤 30g，蒲公英 15g，地丁 15g，制大黄（后下）10g；发热重者，加柴胡 10g，黄芩 10g；湿象重者，加土茯苓 30g，泽兰 10g，苍术 10g；血瘀重者，加三棱 12g，莪术 12g，失笑散 12g；包块坚硬者，加王不留行 10g，水蛭 5g，蜈蚣 2 条。

【适应证】子宫内膜癌腹部包块。

【注意事项】对本药物成分过敏者禁用。

【出处】《陕西中医》2000，21（12）：546.

处方 127

外敷消腹水方：甘遂适量研末，连头葱白 5 根。

【用法】上药共捣烂。脐部先用醋涂擦，以防止感染和刺激皮肤，然后取适量药敷肚脐，再用纱布覆盖固定。

【适应证】各型肿瘤引起的腹腔积液。

【注意事项】对本品过敏者禁用。

【出处】贾一江，庞国明，府强等.《当代中药外治临床大全》中国中医药出版社.

处方 128

香瓜逐水方：白术、附子、干姜、木瓜、茯苓、大腹皮、黄芪、木香、桂枝、猪苓、泽泻各 10g。

【用法】将所有药物打粉均匀混合，加入适量的水加热搅拌成糊状，避开穿刺点在腹部均匀外敷，厚度以 2~3mm 为宜，然后以纱布覆盖，胶布固定。敷 6~8 小时，1 次 / 天。3 个星期为 1 个疗程，共 2 个疗程。

【适应证】各型肿瘤引起的腹腔积液。

【注意事项】气血将脱者禁用。

【出处】《内蒙古中医药》2016，5：106–107.

二、非药物外治法

参见卵巢癌一节。

综合评按：《黄帝内经》云："邪之所凑，其气必虚。"机体正气不足，气血逆乱而有痰浊瘀血内停，日久而有形。子宫内膜癌是一种常见妇科恶性肿瘤，属中医"癥瘕"范畴，临床除内服药物外，中医外治疗效显著，能够减轻患者不适症状，改善生存质量，增效减毒。上述均为行之有效的中医外治法，临床可以根据患者具体病情配合选用。

第十四节　骨肿瘤

骨肿瘤是发生于骨骼或其附属组织的肿瘤。有良性、恶性之分，良性骨肿瘤易根治，预后良好；恶性骨肿瘤发展迅速，预后不佳，死亡率高。恶性骨肿瘤分为原发性和继发性，从体内其他组织或器官经血液循环、淋巴系统转移至骨骼者为继发性恶性骨肿瘤；由局部组织长出的骨肿瘤，称为原发性骨肿瘤。还有一类病损称为肿瘤样病变，肿瘤样病变的组织不具有肿瘤细胞形态的特点，但其具有肿瘤的破坏性，一般较局限，易根治。本病属中医学"骨疽""骨瘤""骨痨"等范畴。

1. 临床诊断

（1）骨瘤的肿块，坚硬或韧硬，境界清楚，基底部与骨粘连而推之不移。

（2）X线摄片，良性肿瘤见肿瘤界限清楚，与正常骨组织间有明显的分界线，一般无骨膜反应。恶性骨瘤见肿瘤边界不清，骨破坏，骨结构紊乱。

2. 中医分型

（1）风热炽盛证：寒战、高热、面红，气热息粗，便秘溲赤，渴喜冷饮。舌质红，苔黄，脉滑数。

（2）湿热郁滞证：患部掀肿日增，疼痛，寒热交作或日晡尤甚，口干不甚喜饮。舌苔黄腻，脉滑数。

一、药物外治法

中药贴敷疗法

处方 129

外治膏：冰片 3g，松香 15g，乳香 15g，没药 15g，血竭 3g，蟾酥 0.5g。

【用法】将上述药物按量研末，过 200 目筛，去渣，加白酒或醋调成糊，外敷患处。

【适应证】骨肿瘤局限性疼痛。

【注意事项】对上述药物过敏者禁用；孕妇及小儿慎用。

【出处】贾一江，庞国明，府强等.《当代中药外治临床大全》中国中医药出版社.

处方 130

止痛膏：干蟾蜍 6g，雄黄 3g，姜黄 0.6g。

【用法】将上述药物加酒捣泥，外敷痛处。

【适应证】骨肿瘤疼痛。

【注意事项】对上述药物过敏者禁用。

【出处】贾一江，庞国明，府强等.《当代中药外治临床大全》中国中医药出版社.

处方 131

方①：肉桂 10g，白芷 10g，没药 6g，丹参 30g，红砒 4g，细辛 5g，干蟾蜍

2g。方②：商陆 10g，麝香 0.3g，生川乌 20g，䗪虫 10g，血竭 5g，冰片 6g。

【用法】将两方中药物各自研为细末，加蜂蜜调糊敷于患处，纱布固定，隔日一次，随症选用。

【适应证】方①适用于骨肿瘤局部肿痛，方②适用于骨肿瘤剧烈疼痛。

【注意事项】皮肤破溃或过敏者禁用；孕妇及小儿慎用。

【出处】王华，钱志云.《当代中医外治精要》中国中医药出版社.

二、非药物外治法

针刺疗法

处方 132

主穴：大杼、关元、大椎、绝谷。痰凝血瘀选丰隆、血海、膈俞，热毒蕴结选曲池、委中、足三里。

【操作】主穴用毫针泄法。或加灸。

【适应证】骨肿瘤疼痛。

【注意事项】晕针者禁用，体质过虚者禁用，有严重出血倾向者禁用。

【出处】贾一江，庞国明，府强等.《当代中药外治临床大全》中国中医药出版社.

综合评按：骨肿瘤一般多用外科手术治疗，但从近年来临床和有关资料来看，中医外治骨肿瘤，在使药物直达病所、祛除病邪、消除临床症状、缩短治疗时间等方面有优势。临床实践，贵在灵活，视其轻重缓急或施一法或多法兼得，必能得心应手。

第十五节　软组织肉瘤

软组织肉瘤来源于脂肪、筋膜、肌肉、纤维、淋巴及血管，每种都有不同的组织学、生物学特性和不一样的局部浸润、血行和淋巴转移倾向，肺转移较常见。本病中老年人发病率较高，无性别差异。软组织肉瘤可发生于任何部位，约 75% 的病变位于四肢（最常见于大腿）。软组织肉瘤多为恶性，不同年龄肿瘤类型有所不同，属中医学"血瘤""筋瘤""肉瘤""气瘤""脂瘤"等范畴。

1. 临床诊断

（1）病史及临床症状

患者常常有一个疼痛或无痛的软组织肿块。还应通过以下几方面进一步明确诊断：①发现肿块的时间及肿块生长情况：肿物如果生长很快，则提示为恶性肿瘤。②是否有创伤病史：异物可造成肉芽肿或软组织感染，穿透伤导致的血肿容易与软组织肿瘤相混淆。③是否有癌症病史是区分原发、继发软组织肿瘤的要点。恶性肿瘤可转移到软组织而表现为无法确定的肿块。④是否伴有其他全身症状和体征：一些恶性肿瘤可伴有高热、寒战、食欲下降、体重减轻。

（2）体格检查

软组织肿瘤多通过血行转移，也有淋巴结转移，应仔细检查病变局部和全身的淋巴结。

（3）影像学检查

磁共振（MRI）已成为确定软组织肿瘤解剖关系的首选方法。根据信号特点，一些病变如脂肪瘤、血管瘤及腱鞘巨细胞瘤容易明确诊断。

（4）活检与病理

活检是软组织肿瘤患者整体治疗中的一部分，病理诊断是诊断软组织肉瘤的唯一可靠办法。

2. 中医分型

（1）劳倦伤气：久站久行或劳累时瘤体增大，下坠不适感加重；常伴气短乏力，脘腹坠胀，腰酸；舌淡，苔薄白，脉细缓无力。

（2）寒湿凝筋：瘤色紫暗，喜暖，下肢轻度肿胀；伴形寒肢冷，口淡不渴，小便清长；舌淡暗，苔白腻，脉弦细。

（3）气虚血瘀：局部瘀滞，青筋盘曲，状如蚯蚓，表面色青紫，患肢肿胀疼痛；舌有瘀点，脉细涩。

一、药物外治法

（一）中药贴敷法

✤处方 133

外治膏：生川乌 15g，生草乌 15g，生南星 15g，生半夏 15g，生磁石 15g，公丁香 15g，肉桂 15g，制乳香 15g，制松香 9g。

【用法】将上药研末和匀，加冰片、麝香各 6g，瓶装密封。用时将药粉撒在膏药或油膏上敷患处。

【适应证】软组织恶性肿瘤未溃者。

【注意事项】对上述药物过敏者禁用；孕妇及小儿慎用。

【出处】贾一江，庞国明，府强等 .《当代中药外治临床大全》中国中医药出版社 .

✤处方 134

蟾蜍止痛膏：蟾蜍、生川乌、细辛、红花、七叶一枝花、生白芷、姜黄、冰片适量。

【用法】用橡胶氧化锌基质加工成中药橡皮膏，外贴患处。

【适应证】软组织肉瘤疼痛剧烈者。

【注意事项】对上述药物过敏者禁用。

【出处】《辽宁中医药大学学报》2013，15（4）：68–70.

✤处方 135

紫草膏：紫草、青黛、黄连、大黄、乳香、没药、麻油等。

【用法】制成药油外涂。

【适应证】肉瘤放射治疗后出现的放射性皮炎。

【注意事项】皮肤破溃或过敏者禁用；孕妇及小儿慎用。

【出处】《中国医院药学杂志》2014，34（20）：1759–1761.

✤处方 136

麝香回阳膏：麝香、梅片、红花、儿茶、乳香、没药、黄连、黄柏、白芷、血竭、独角莲、自然铜、黄芩等份。

【用法】上药共为末，加蜜、陈醋调匀成膏外敷。

【适应证】软组织恶性肿瘤局部红肿、烘热、疼痛或溃破腐臭。

【注意事项】过敏者禁用；孕妇及小儿慎用。

【出处】贾一江，庞国明，府强等.《当代中药外治临床大全》中国中医药出版社.

（二）穴位注射疗法

处方 137

斑蝥 150 只。

【用法】上药加 75% 乙醇溶液 150ml 浸泡 7 天，过滤，滤液煮沸备用，用时取 3ml 加 2% 氢氧化钠 7ml 混匀，注射腐蚀肿瘤。

【适应证】纤维肉瘤、血管肉瘤、神经纤维肉瘤。

【注意事项】过敏者禁用；孕妇及小儿慎用。

【出处】庞国明.《亲献民间验方特色疗法》中国中医药出版社.

二、非药物外治法

针灸疗法

处方 138

以神阙、足三里、关元、三阴交为主。疼痛可配夹脊、合谷、太冲，白细胞减少可配膈俞、脾俞、胃俞、肝俞、肾俞。

【操作】针刺或加温针灸，或采用隔姜灸。

【适应证】各型肉瘤疼痛及术后，放疗、化疗后恢复期。

【注意事项】有出血倾向者禁用拔罐，新伤骨折、瘢痕、恶性肿瘤局部、静脉曲张、体表大血管处、局部皮肤弹性差者禁用。妇女月经期下腹部慎用，妊娠期下腹部、腰骶部、乳房处禁用。心、肾、肝严重疾病以及高热抽搐者禁用。皮肤过敏、外伤者禁用。

【出处】《广东省针灸学会第十一次学术研讨会论文汇编》2010：461-462.

综合评按：软组织肉瘤一般多用外科手术治疗，化疗不太敏感，放疗是局部治疗，有一定局限性。此病目前西医学疗效并不太理想，临床针对其并发症应用中医外治法可以显著改善患者疼痛等症状，改善患者生活质量。将来医学对于无创治疗是必然追求，外治方法值得进一步探索。

第十六节　恶性淋巴瘤

恶性淋巴瘤是一组起源于淋巴造血系统的恶性肿瘤的总称，其主要临床表现是无痛性淋巴结肿大，全身各组织器官均可受累。淋巴瘤患者在发现淋巴结肿大前或同时可出现发热、盗汗、消瘦、皮肤瘙痒等全身症状。本病属中医学"石疽""痰核""恶核""瘰疬""积聚"等范畴。

1. 临床诊断

恶性淋巴瘤临床表现多样，可以表现为无痛性淋巴结肿大，也可以表现为其他系统受累或全身症状。目前对淋巴瘤缺乏有效的筛查手段，教育群众提高防癌意识是早期发现疾病的重要手段。临床上怀疑淋巴瘤时，应行淋巴结活检或受累组织或器官的穿刺或切取活检，以进行病理学检查，明确病理诊断。有条件者还应进行细胞遗传学检测，尽量明确病理类型。

2. 中医分型

（1）痰热蕴结证：颈部或腹股沟等处肿核，或见脘腹痞块，发热较甚，常有盗汗，口干口渴，咽喉肿痛，心烦失眠，或见皮肤瘙痒，或身目发黄，大便干结或见便血，小便短少，舌质红，苔黄燥或红绛无苔，脉细数或细滑。

（2）气郁痰结证：胸闷不舒，两胁作胀，脘腹痞块，颈项、腋下或腹股间等处作核累累，皮色不变，或局部肿胀，或伴低热盗汗，舌质淡红，苔薄白或薄黄，脉弦滑，或细弦。

（3）脾虚痰湿证：全身乏力，面色㿠白或微黄，唇色淡白，颈部或腹股间或腹腔内淋巴肿大，纳差，大便细或烂薄，舌苔薄白或白腻，舌质淡白，脉细弱。

（4）气血两虚证：多见于晚期或多疗程放、化疗后，颈部或腹股沟等处肿核或大或小，或见脘腹痞块，面色苍白或萎黄，头晕目眩，心悸怔忡，气短乏力，食欲不振，舌质淡，苔薄白，脉细弱，或虚大无力。

（5）肝肾阴虚证：多见于晚期或素体阴虚，或多程放疗后，颈部或腹股沟等处肿核或大或小，或见脘腹痞块，午后潮热，五心烦热，失眠盗汗，口干咽燥，头晕目眩，舌红苔少或无苔，脉弦细或沉细。

一、药物外治法

（一）中药贴敷法

处方 139

白马散：马钱子 1g、乳香 1.5g，没药 1.5g，轻粉 1.5g，白附子 10g。

【用法】上药用麻油调和，外敷浅表肿大淋巴结及癌性疼痛处。

【适应证】恶性淋巴瘤淋巴结肿大，属脾虚痰湿、气郁痰结证。

【注意事项】对上述药物过敏者禁用；孕妇及小儿慎用。

【出处】《中医药导报》2017，23（7）：72-73，76.

处方 140

鲜漆枯草 15~30g。

【用法】捣烂，外敷浅表淋巴结。

【适应证】痰热蕴结型恶性淋巴瘤淋巴结肿大。

【注意事项】对上述药物过敏者禁用。

【出处】王华，钱志云.《当代中医外治精要》中国中医药出版社.

处方 141

蓖麻子仁 3 枚，生山药 30g。

【用法】共捣烂如泥，外敷肿大淋巴结。

【适应证】气血两虚型恶性淋巴瘤淋巴结肿大。

【注意事项】对上述药物过敏者禁用；孕妇及小儿慎用。

【出处】贾一江，庞国明，府强等.《当代中药外治临床大全》中国中医药出版社.

处方 142

制川乌头 15g，黄柏 15g，大黄 10g。

【用法】上述药物共研细末，用米醋调稠，湿敷患处，每天换药一次。

【适应证】痰热蕴结型恶性淋巴瘤淋巴结肿大引起的疼痛。

【注意事项】过敏者禁用；孕妇及小儿慎用。

【出处】《浙江中西医结合杂志》2015，25（4）：362-364.

处方 143

炉甘石 250g，生大黄 250g，猫爪草 250g，五倍子 125g，黄丹 125g，拉拉藤 500g，硇砂 37.5g，马钱子 45g，白铅粉 60g，冰片 60g，丁香 30g，黄连 30g，蜈蚣 15 条。

【用法】上药共研细末，用适量麻油调成膏或以食醋调制成糊剂，外涂肿大淋巴结，每天 2 次。

【适应证】除气血两虚型外的恶性淋巴瘤淋巴结肿大。

【注意事项】过敏者禁用；孕妇及小儿慎用。

【出处】《临床合理用药杂志》2014，7（12）：118-119.

处方 144

寒水石 30g，黄柏 30g，黄芪 30g，生大黄 30g，生石膏 30g，栀子仁 30g，白蔹 30g。

【用法】上药共研细末，以浆水调如糊，外敷浅表肿大淋巴结。

【适应证】痰热蕴结型恶性淋巴瘤淋巴结肿大。

【注意事项】过敏者禁用；孕妇及小儿慎用。

【出处】王华，钱志云.《当代中医外治精要》中国中医药出版社.

处方 145

独角莲适量。

【用法】取上药去粗皮捣成泥状敷于肿瘤部位。或用干品磨成细粉，再用温开水（忌开水）调成糊状，取贴肿瘤处。

【适应证】各型恶性淋巴瘤淋巴结肿大。

【注意事项】过敏者禁用；孕妇及小儿慎用。

【出处】王华，钱志云.《当代中医外治精要》中国中医药出版社.

处方 146

蓖麻子松香散：蓖麻子 49 粒、松香 30g。

【用法】上药捣细，摊贴患处。

【适应证】各型恶性淋巴瘤淋巴结肿大。

【注意事项】过敏者禁用；孕妇及小儿慎用。

【出处】贾一江，庞国明，府强等.《当代中药外治临床大全》中国中医药出版社.

（二）中药浸洗疗法

处方 147

龙葵四黄汤：龙葵 30g，败酱草 15g，蒲公英 15g，黄柏 6g，黄芩 6g，姜黄 12g，大黄 10g。

【用法】上药共煎汤，待温浸洗患处，每天 1 次。

【适应证】各型恶性淋巴瘤淋巴结肿大疼痛。

【注意事项】过敏者禁用；孕妇及小儿慎用。

【出处】《中医临床研究》2014，6（19）：9–10.

二、非药物外治法

针灸疗法

处方 148

以神阙、足三里、大椎、身柱、夹脊、脾俞、胃俞为主。疼痛可配夹脊、合谷、太冲，白细胞减少可配膈俞、肝俞、肾俞。

【用法】针刺或加温针灸，或采用隔姜灸。

【适应证】肝肾阴虚型恶性淋巴瘤淋巴结肿大。

【注意事项】晕针者禁用，体质虚弱者禁用，严重出血倾向者禁用。

【出处】《广东省针灸学会第十一次学术研讨会论文汇编》2010：461–462.

综合评按： 恶性淋巴瘤是常见的恶性肿瘤，多数学者将恶性淋巴瘤的中医学病因归为"虚、痰、瘀、毒"四个方面，治疗多主张中西并用。目前用中医外治法可以显著改善患者疼痛等症状。本节所述诸法为改善淋巴瘤患者的躯体症状方面提供了一定方法和思路，期待能对有所需要者有一定帮助。

第十七节 鼻咽癌

鼻咽癌为我国常见的恶性肿瘤，其发病率位于耳鼻咽喉部恶性肿瘤之首，在全身恶性肿瘤中占有重要地位。鼻咽癌位置较隐蔽，且恶性程度较高，大多数为低分化或未分化癌。鼻咽癌的病理形态可分为：结节型、菜花型、黏膜下浸润型、溃疡型。其临床表现主要为：回缩性血涕、耳闷、听力下降、耳鸣、鼻塞、头痛等症状，其治疗主要是放射治疗。

在中医文献中没有鼻咽癌之病名，但类似于中医的"鼻渊""瘰疬""失荣""上石疽"及"控脑痧"等病证。其主要病因病机为六淫之邪侵入肺系，外邪内蕴不解，郁而化热，出现肺气不和，上焦热甚，迫血离经，出现鼻衄；或情志不遂，肝气郁结，气机不宣；肝藏血失职；血之运行不畅，则气滞血瘀；肝胆相表里，胆移热于脑；或肝木乘脾，脾土受伤，健运失职，水湿内停，痰浊内生，气血凝滞，痰浊结聚；或酒客膏粱，过食辛辣炙煿及刺激性物品，以致脾胃受伤，热毒蕴积，积结成块而成。

一、药物外治法

（一）穴位贴敷疗法

🥄**处方 149**

三黄片或者牛黄解毒片，白及 6g，白芷 6g，虻虫去头足翅 3g。

【用法】上药研 200 目粉，用蜂蜜调成糊状，外敷肿物处及肺俞。

【适应证】鼻咽癌颈淋巴结转移，颈部包块皮肤未溃烂者。

【注意事项】对本品过敏者禁用。皮肤溃破者禁用。

【出处】贾一江，庞国明，府强等 .《当代中药外治临床大全》中国中医药出版社 .

🥣处方 150

麝香 15g，冰片 30g，黄连 20g。

【用法】上药研粉，在黑膏药上撒麝香散，贴敷局部。

【适应证】鼻咽癌颈淋巴结转移，颈部包块皮肤未溃烂者。

【注意事项】对本品过敏者禁用。

【出处】贾一江，庞国明，府强等 .《当代中药外治临床大全》中国中医药出版社 .

（二）药物塞鼻法

🥣处方 151

硼脑膏：金银花 9g，鱼脑石 6g，黄柏 6g，硼砂 6g，冰片 0.6g。

【用法】上药共研细粉，用香油、凡士林调成软膏，用棉球蘸药膏塞鼻孔内，1 天 3 次。

【适应证】鼻咽癌各期。

【注意事项】对本品过敏者禁用。

【出处】王华，钱志云 .《当代中医外治精要》中国中医药出版社 .

🥣处方 152

辛石散：白芷 3g、鹅不食草 3g、细辛 3g、辛夷 6g，鱼脑石 4 块、冰片 4.5g。

【用法】上药各研为细粉，合在一起，研极细粉，吸入鼻孔内，一天 2~3 次。

【适应证】鼻咽癌各期。

【注意事项】对本品过敏者禁用。

【出处】王华，钱志云 .《当代中医外治精要》中国中医药出版社 .

（三）穴位注射疗法

处方 153

百会、内关、风门、肺俞、丰隆等穴。

【用法】用紫河车注射液 14~16ml，分别穴位注射，也可选用足三里和大椎穴注射。每天或隔日 1 次，注射 15 次为 1 个疗程，休息 3~5 天，开始下一个疗程。

【适应证】鼻咽癌引起的鼻窍不通。

【注意事项】晕针者禁用，对紫河车过敏者禁用。

【出处】贾一江，庞国明，府强等 .《当代中药外治临床大全》中国中医药出版社 .

二、非药物外治法

（一）针刺疗法

处方 154

主穴取风门、肺俞、心俞、翳风、迎香、耳门、听宫、听会以及背部压痛点，配穴取列缺、内关、合谷、足三里。

【操作】补泻兼施，每天 1 次，每次留针 20~30 分钟。

【适应证】鼻咽癌各期。

【注意事项】晕针者禁用；避免滞针、折针。

【出处】赵长龙，李艳华 .《实用中医针灸推拿》中医古籍出版社 .

（二）推拿疗法

处方 155

风池、大椎、肩井、命门、曲池、合谷等。

【操作】采用擦、拿、抹、摇、拍击等手法。

【适应证】鼻咽癌放疗后。

【注意事项】气血将脱者禁用。

【出处】王华，钱志云 .《当代中医外治精要》中国中医药出版社 .

综合评按： 鼻咽癌病的患者，放疗后大多数有并发症出现，经过大量临床观察，中医中药治疗优点显而易见。中医外治不仅可以解决鼻腔及局部腺体的分泌减少问题，更能解决疼痛、烧灼、脓性分泌物排除不利等问题，这些都是西医学比较掣肘的方面。本节提供的外敷、针刺等方法均为临床长期验之有效的方法，期望能对读者有所帮助。当然中医关于鼻咽癌的辨证分型仍没有明确的标准，没有形成一套中西医结合治疗的方法与体系，因此怎样将中西医治疗鼻咽癌的方法有机结合起来，充分发挥中医药在治疗肿瘤方面的增效、减毒优势，提高患者的生存质量，有待于我们进一步深入研究。

第十八节　口腔癌

口腔癌主要指发生在口腔黏膜上的上皮癌。因部位不同而分别称为舌癌、颊黏膜癌、牙龈癌、口底癌和硬腭癌。口腔癌常向区域淋巴结转移，晚期可发生远处转移。早期可表现为黏膜白斑，表面粗糙。以后发展为乳头状或溃疡型，或者混合出现，其中又以溃疡型为最多见，有时呈菜花状，边缘外翻。由于口腔癌发生的部位不同，其组织结构、恶性程度、转移部位及治疗方法等也均有所不同。口腔癌中以舌癌最为常见。中医虽无舌癌之名，但古代医籍中有关舌岩、舌菌、舌疳之描述，与之颇相似。如《外科真诠》说："舌岩，舌根腐烂如岩，心火上炎所致……，其症最恶，难以调治。"至于发病原因，中医多责之心脾火毒、虚火内灼。无论心脾火毒，还是虚火内灼，皆可致舌上常生溃疡，加之烟毒熏烤，或牙之残根长期刺激，导致火毒痰瘀互结于舌，经络阻塞，气血瘀滞而发为本病。

1. 临床诊断

（1）有肿块、结节出现；

（2）有白色、平滑式鳞状斑块出现；

（3）有红色斑块、溃疡、炎症区等症状而且较长时间不能痊愈；

（4）口腔中无明显原因的反复出血；

（5）口腔中无明显原因的麻木、灼热或干燥感；

（6）说话或吞咽时发生困难或不正常；

（7）病理诊断。

2. 中医分型

（1）阴虚火旺，毒结咽喉证：声音嘶哑，咽喉干燥，咯血喉痛，持续呛咳，吞咽困难，颈部肿核，舌质红干，苔黄，脉细滑数。

（2）肺虚有热证：声音嘶哑，咽干口燥，五心烦热，潮热盗汗，咽喉肿痛，吞咽不利，口中异物，恶心厌食，大便干燥，小便黄。舌质绛，苔黄，脉弦数。

（3）气阴两虚证：声音嘶哑，咽喉肿痛，气短气喘，多汗口干，语言低微，舌红少苔，脉沉细。

（4）痰湿内聚证：声音嘶哑，咽喉肿痛，口中异物，颈部肿核，恶心腹胀，大便溏泄。舌质淡，舌体胖大，苔白，脉沉滑。

（5）肾虚内热证：声音嘶哑，喉部溃烂疼痛，饮食困难，痛连耳窍，痰涎壅盛，五心烦热。舌边红，舌苔黄厚，脉沉数。

（6）肝郁脾虚证：口中异物，咽喉疼痛，声音嘶哑，神疲乏力，咳声低弱，口苦咽干，胸胁胀痛，舌燥苔薄黄，脉弦。

一、药物外治法

中药贴敷疗法

处方 156~159

处方 156：外敷红灵丹油膏或芙蓉膏于颌下。

处方 157：生肌玉红膏掺九黄丹或海浮散敷之，适宜于有溃破者。

处方 158：水澄膏：水飞朱砂、白及、白蔹、五倍子、郁金、雄黄、乳香适量，共研细末，米醋调敷于患处。

处方 159：双料喉风散频频外敷舌溃疡面。

【用法】见处方内。

【适应证】口腔癌各期。

【注意事项】对药物过敏者禁用。

【出处】贾一江，庞国明，府强等.《当代中药外治临床大全》中国中医药出版社.

二、非药物外治法

（一）针刺疗法

🥣**处方 160**

合谷、承浆、地仓、内庭、天突、翳风、内关、足三里、太冲、心俞、脾俞、颊车、下关等穴。

【操作】每次 3~4 穴，补泻兼施，每天 1 次，每次留针 20~30 分钟。

【适应证】口腔癌各期。

【注意事项】晕针者禁用。

【出处】赵长龙，李艳华.《实用中医针灸推拿》中医古籍出版社.

🥣**处方 161**

耳穴心、脾、肾、内分泌、舌、肾上腺、面颊等。

【操作】每次取 2~4 穴，每天针 1 次，每次留针 30 分钟，行较强刺激。或每次埋针 3~5 天，2~3 天后再行第 2 次埋针。亦可用王不留行籽，用胶布固定于穴位上，并反复按压。

【适应证】口腔癌各期。

【注意事项】晕针者禁用。

【出处】尉迟静.《简明耳针学》安徽科学技术出版社.

（二）穴位激光疗法

🥣**处方 162**

足三里、肾俞、脾俞、心俞、痞根、痞块、癌根、再生穴等。

【操作】应用氮分子激光聚焦照射穴位治疗，频率 10~25 次 / 秒，每次照射 3~5 穴，每穴照射 4~5 分钟，隔日 1 次或隔 2 日照射 1 次，最多可照射 6 个月。

【适应证】口腔癌各期。

【注意事项】气血将脱者禁用。

【出处】贾一江，庞国明，府强等.《当代中药外治临床大全》中国中医药出版社.

综合评按：口腔癌放疗后大多数有并发症出现，中医外治法对于减轻口腔癌放疗的并发症及副作用临床效果显著，本节选取针刺、耳针等典型的方法予以介绍，临证应用时依据证型辨证加减，常可获佳效。

第十九节　喉癌

喉癌是原发于喉部的恶性肿瘤，是耳鼻咽喉科比较常见的恶性肿瘤。临床上主要表现为声音嘶哑、咽喉部异物感、吞咽困难、咳嗽咯血、呼吸困难等。

中医学对喉部肿瘤有不少描述，虽没有关于喉癌的专门记载，但根据喉癌的临床表现，本病相当于中医学"喉菌""喉百叶""喉疳"等病证。中医认为其病因病机为邪侵于肺，肺气失宣，积聚成痰，痰凝气滞，瘀阻脉络。外邪上受，蕴成热毒，痰火毒结，灼伤阴液，久而成块，盘缠喉部，遂成喉癌。

1. 临床诊断

（1）有肿块、结节出现；

（2）有白色、平滑式鳞状斑块出现；

（3）有红色斑块、溃疡、炎症区等症状而且较长时期不能痊愈；

（4）口腔中无明显原因的反复出血；

（5）口腔中无明显原因的麻木、灼热或干燥感；

（6）说话或吞咽时发生困难或不正常；

（7）病理诊断。

2. 中医分型

（1）阴虚火旺，毒结咽喉证：声音嘶哑，咽喉干燥，咯血喉痛，持续呛咳，吞咽困难，颈部肿核，舌质红干，苔黄，脉细滑数。

（2）肺虚有热证：声音嘶哑，咽干口燥，五心烦热，潮热盗汗，咽喉肿痛，吞咽不利，口中异物，恶心厌食，大便干燥，小便黄。舌质绛，苔黄，脉弦数。

（3）气阴两虚证：声音嘶哑，咽喉肿痛，气短气喘，多汗口干，语言低微，舌红少苔，脉沉细。

（4）痰湿内聚证：声音嘶哑，咽喉肿痛，口中异物，颈部肿核，恶心腹胀，大便溏泄。舌质淡，舌体胖大，苔白，脉沉滑。

（5）肾虚内热证：声音嘶哑，喉部溃烂疼痛，饮食困难，痛连耳窍，痰涎壅盛，五心烦热。舌边红，舌苔黄厚，脉象沉数。

（6）肝郁脾虚证：口中异物，咽喉疼痛，声音嘶哑，神疲乏力，咳声低弱，口苦咽干，胸胁胀痛，舌燥苔薄黄，脉弦。

（7）风寒袭肺证：声音嘶哑，恶风恶寒，咽喉发紧，突然发作，舌苔白，脉浮紧。

一、药物外治法

吹喉法

处方 163

硼砂、冰片、胆矾等量，局部点之。

【用法】上药研粉混合，吹散于患处。

【适应证】喉癌已腐溃者。

【注意事项】对本品成分过敏者禁用。

【出处】贾一江，庞国明，府强等.《当代中药外治临床大全》中国中医药出版社.

处方 164

儿茶、川连、川贝母、青黛、黄柏、鱼脑石、琥珀、人中白各 10g，硼砂、冰片各 2g、天然牛黄、天然珍珠、人工麝香各 1g 等。

【用法】上药研粉混合，吹散于患处。

【适应证】喉癌已腐溃者。

【注意事项】对本品成分过敏者禁用。

【出处】贾一江，庞国明，府强等.《当代中药外治临床大全》中国中医药出版社.

💊处方 165

羚羊角粉 3g，人工牛黄 3g，琥珀粉 3g，冰片 1g。

【用法】上药研成面和匀喷吹患处。

【适应证】喉癌各期。

【注意事项】对药物过敏者禁用。

【出处】王华，钱志云.《当代中医外治精要》中国中医药出版社.

二、非药物外治法

（一）针刺疗法

💊处方 166

主穴取肺俞、风池、天突、哑门，配穴取足三里、合谷。

【操作】补泻兼施，每天 1 次，留针半小时。

【适应证】喉癌各期。

【注意事项】晕针者禁用。

【出处】赵长龙，李艳华.《实用中医针灸推拿》中医古籍出版社.

（二）推拿疗法

💊处方 167

风池、哑门、合谷等。

【操作】采用按、摩、擦、拿、摇等手法，能达到扶正固本，理气止痛作用。

【适应证】喉癌放化疗后正气亏虚。

【注意事项】气血将脱者禁用。

【出处】俞大方.《推拿学》上海科学技术出版社.

综合评按：喉癌放疗后大多数患者有并发症出现，西医的放化疗与中医中药及外治疗法的结合是今后治疗本病的发展方向。目前以减轻患者放疗后副反应所引发的痛苦、提高患者生活质量为综合治疗目的。但目前仍然存在诸多问题，如没有形成完整的中西医结合治疗方法与体系，因此怎样将中西医治疗口腔癌的方法有机结合起来，充分发挥中医药在治疗头面部肿瘤方面的增效、减毒优势，提高患者的生存质量，有待于我们进一步深入研究。

第二十节　甲状腺癌

甲状腺癌是头颈部比较常见的恶性肿瘤，占全身恶性肿瘤的 1%~2%，女性多见，男女比例为 1：2.4。以颈前出现肿块为基本临床特征。绝大多数甲状腺癌都发生在青壮年，30~40 岁为发病高峰年龄，50 岁以后发病率明显下降。甲状腺癌归属于中医学"瘿病"的范畴，与石瘿相似。中医认为肝郁化火、痰阻、血瘀是甲状腺癌的基本病理变化。

1. 临床诊断

对所有甲状腺的肿块，无论年龄大小、单发还是多发，包括质地如何，均应提高警惕。主要根据临床表现，若甲状腺肿块质硬、固定，颈淋巴结肿大，或有压迫症状者，或存在多年的甲状腺肿块，在短期内迅速增大者，均应怀疑为甲状腺癌。结合辅助检查：①B 超颈部超声检查是诊断甲状腺肿物性质的首选检查，且可以发现触诊难以发现的较小肿物。②核素扫描实体性甲状腺结节应常规行核素扫描检查，甲状腺癌碘和 Tc 显像多表现为冷结节。③CT 和磁共振成像主要用于了解甲状腺癌侵犯范围和转移情况。④甲状腺穿刺活检在超声引导下行针吸细胞学检查或穿刺组织学检查，用以判断肿物的良恶性。⑤血液检查：甲状腺肿瘤治疗前后常需进行促甲状腺激素、甲状腺激素、甲状腺球蛋白、降钙素、甲状腺素结合力等项目的检查。检测血清降钙素水平有助于髓样癌的辅助诊断。

2. 中医分型

（1）肝郁痰湿证：颈部出现肿块，质硬，随吞咽而上下，活动受限，伴有胸胁胀痛，颈部胀满发憋或咳吐痰涎，舌质淡红，苔薄白腻，脉弦滑。

（2）气滞血瘀证：颈前肿物坚硬如石，固定不移，胸闷气憋，呼吸、吞咽困难，颈部刺疼，入夜尤甚，舌质紫暗或有瘀斑，苔薄白，脉弦涩。

（3）毒热蕴结证：颈部肿块凹凸不平，发展迅速，灼热作痛，连及头颈，声音嘶哑，呼吸、吞咽不适，咳吐黄痰，大便干结，小便短赤，舌质绛，苔黄燥，脉弦数。

（4）心肾阴虚证：颈部肿块，伴有局部疼痛，心悸气短，全身乏力，自汗盗汗，精神萎靡，头晕目眩，腰膝酸软，舌质暗淡，苔薄，脉沉细。

一、药物外治法

中药贴敷疗法

处方 168

黄药子、生大黄各 30g，全蝎、僵蚕、土鳖虫各 10g，蚤休 15g，明矾 5g，蜈蚣 5 条。

【用法】上药研细末，用醋、酒各半调敷，保持湿润，每料用 3 天，7 次为 1 个疗程。

【适应证】甲状腺癌肿物未手术者。

【注意事项】对本品过敏者禁用。溃破者禁用。

【出处】贾一江，庞国明，府强等.《当代中药外治临床大全》中国中医药出版社.

处方 169

生天南星大者 1 枚。

【用法】研烂，滴好醋 5~7 滴，如无生者，以干者为末，醋调，贴于患部。亦可用阳和解凝膏掺阿魏粉贴敷肿瘤局部。

【适应证】甲状腺癌肿物未手术者。

【注意事项】对本品过敏者禁用，溃破者禁用。

【出处】王华，钱志云.《当代中医外治精要》中国中医药出版社.

处方 170

生商陆或生牛蒡子根。

【用法】用生商陆根或生牛蒡子根捣烂外敷。

【适应证】甲状腺癌肿块处疼痛灼热。

【注意事项】溃破者禁用，对本药过敏者禁用。

【出处】王华，钱志云.《当代中医外治精要》中国中医药出版社.

二、非药物外治法

（一）针刺疗法

处方 171

取甲状腺穴（位于人迎穴后，平胸锁乳突肌后缘直刺 2~3 分）、缺盆穴、天突穴及癌体四周。

【操作】均以 1.5 寸毫针刺入患侧穴位后，稍捻转，以局部沉胀为度，不留针，隔日 1 次。

【适应证】甲状腺癌未手术者。

【注意事项】晕针者禁用。注意观察，避开大血管。

【出处】赵长龙，李艳华.《实用中医针灸推拿》中医古籍出版社.

处方 172

取扶突、合谷、风池。

【操作】皮肤消毒后，迅速进针，待有酸、麻、胀感后留针 10 分钟。

【适应证】甲状腺癌各期。

【注意事项】晕针者禁用，孕妇禁用。

【出处】赵长龙，李艳华.《实用中医针灸推拿》中医古籍出版社.

处方 173

耳穴神门、皮质下、肺、咽喉、颈。

【操作】用耳穴针在上述穴位上轻度刺激，5 天为 1 个疗程。

【适应证】甲状腺癌各期引起的疼痛、吞咽不顺。

【注意事项】气血将脱者禁用。

【出处】尉迟静.《简明耳针学》安徽科学技术出版社.

（二）推拿疗法

处方 174

手部反射区、甲状腺、颈项区、咽喉区、颈部、垂体。

【操作】用一指禅推拿甲状腺、颈项区，操作缓慢稍重。

【适应证】甲状腺癌各期引起的吞咽不顺。

【注意事项】气血将脱者禁用。

【出处】严隽陶.《推拿学》中国中医药出版社.

综合评按：甲状腺疾病总以气机不畅为先，本质存在着"郁"的状态，故治疗时需以疏布气机、透散郁结为原则，治疗甲状腺癌也是如此。本书涉及的外治法充分体现中医因势利导、引邪外出的特点。临证时应充分重视中医外治"透"法的运用，通过疏通气机、透散郁滞，为甲状腺相关疾病的治疗提供新的思路。

第二十一节　肿瘤常见并发症状及处理

恶性肿瘤是一种多系统均可发病的疾病，除了毛发和指（趾）甲外，全身任何组织和器官都可发病。恶性肿瘤的症状千姿百态，错综复杂，现就几种最常见的症状进行阐述。

癌性疼痛

中医学认为，疼痛作为一个自觉症状，无论癌痛或是其他疾病引起的疼痛，其病机都有一定的共性。《素问·举痛论》云："经脉流行不止，环周不休，寒气入经而稽迟，泣而不行，客于脉外则血少，客于脉中则气不通，故卒然而痛。"指出了邪气阻滞经脉，气血瘀阻不通，是导致包括癌痛在内的各种疼痛的基本病机，即所谓的"不通则痛"。《素问·脏气法时论》说："虚则胸中痛，大腹小腹痛。"说明气血阴阳亏虚，不能濡养温煦脏腑、经络等组织器官，也可引起疼痛，可称之为"不荣则痛"。现将导致癌痛常见的病因病机、治疗方法等归纳如下。

（1）风寒侵袭：风寒侵袭引起癌痛，往往与机体正气亏虚，或素有痰饮、瘀血有密切关系。《金匮翼》指出："积聚之病，非独痰、食、气血，即风寒外感，亦能成之。然痰、食、气、血，非得风寒未必成积；风寒之邪不遇痰、食、气、血亦未必成积。"风寒侵袭人体某一部位，或直入脏腑，久留不去，导致气血津液瘀阻不通，或与体内素有之瘀血、痰饮相搏结，瘀阻经络气血，从而引起癌痛。如风寒犯脑则头痛；侵及筋骨则肢体骨骼痛；直入脏腑则为胸痛，或为腹痛。

（2）火热蕴积：火热蕴积引起的癌痛，最多见的是因情志不遂，气郁化火，或嗜食辛辣厚味、热烫食物等内生火热所致。火热蕴积，壅遏气机，煎凝津血，腐灼脏腑经络，从而导致癌痛。火热上壅清窍则头痛；积于胸肺则胸痛；蕴于肝胆则胁痛；结于胃肠则脘痛；流注筋骨则肢体骨骼痛。

（3）痰饮凝结：痰饮的生成与脾、肺、肾、肝诸脏功能失调有密切关系。饮食失节，劳倦过度，脾气损伤，健运失职则痰饮内停；外邪袭肺，或肺气亏虚，宣肃失职，水道不调、水津不布则聚为痰饮；禀赋不足，或房劳伤肾，肾气亏虚，蒸化无权，水不化气则停而为饮；情志不遂，肝郁气滞，津液流行受阻，亦可聚为痰饮。此外火热蕴积，也可灼津为痰。

痰饮生成之后，随气流行，无处不到，但必遇正虚之处而停聚。痰饮聚结则痹阻气机，瘀遏血行，痰气血相互搏结，从而导致癌痛。痰饮上逆于脑则头痛；停积胸膈则胸痛；结聚肠胃则脘腹痛；郁结肝胆经脉则胁肋、耳前后、缺盆中痛；流注筋骨则肢体关节骨骼痛。

（4）气机郁结：气机郁结是导致癌痛的重要病机。主要是情志刺激，怒则气逆，思则气结，恐则气下，惊则气乱，忧愁则气机闭塞。气机逆乱郁结则血为之停，津为之滞，经络为之不能，气血津液结聚而不行，日久则导致各种癌痛。此外，风寒、痰饮、瘀血、火热等病邪阻滞，也会使气机不畅而郁结。气结于心肺则胸痛；聚结于肝胆则胁痛；郁阻于胃肠则脘腹痛；流窜于筋骨则肢体骨骼痛。

（5）血行瘀阻：血瘀癌痛的成因，或为情志不畅，气滞而血瘀，或因寒邪侵袭，寒凝而血滞，或为火热内蕴而血结，或为痰饮内停，阻遏血行，或气虚血不运，或为出血而留瘀等。瘀血停积，脉络不通，聚结成块，从而导致癌痛。此外，脉络瘀阻之处，血液不能正常濡养该处组织，也是导致疼痛的一个因素。血瘀于脑络则头痛，瘀阻于心肺则胸痛；结聚于肝胆则胁痛；瘀阻于胃、肠、胞宫则脘腹痛；停滞于筋骨脉络则肢体痛。

（6）阳气亏虚：导致阳气亏虚癌痛的成因或为禀赋不足，素体阳虚；或为饮食不节，损伤脾阳；或为疲劳过度，阳气耗伤；或为病程日久而过服祛邪或寒凉药物而损伤阳气。阳气亏虚则经络失煦，阴寒内盛，则寒凝气滞；日久则血津瘀停，脉络不通，从而导致癌痛。肺气亏虚或寒结上焦则胸痛；脾气虚或寒聚中焦则腹痛；肾气亏虚或寒凝于骨则骨痛；肾气不足或清阳不达于脑则头痛。

（7）阴血失养：阴血亏虚，包括阴虚和血虚。禀赋不足，素体阴虚；五志过极，化火伤阴；嗜食辛辣，损伤脾胃；癌肿出血而伤血；火热内蕴而耗阴；病程日久而过服辛香温燥，及化疗、放疗而伤津耗液等，均可导致阴血亏虚，脏腑经络失养，从而出现癌痛。此外，阴血不足则虚热内生，虚热扰灼则会使疼痛加重。肾阳不足，脑髓骨骼失养则头痛；肝络失养则胁痛；肝阳上亢则头痛；脾胃有虚，胃络失养则胃脘痛。

上述病因病机，往往相互影响，交互并见，虚实错杂，如风寒而伴阳虚；火热而伴阴伤；气滞则血瘀痰停；血瘀则气滞不畅；痰结则血瘀气滞等。此外，古代医家认为，导致癌痛的病邪，每兼"毒"性，如风毒、热毒、寒毒、火毒、痰毒等，这是与引起一般疾病的同类病邪的不同之处。

一、药物外治法

中药贴敷疗法

处方 175

血竭膏：香油 150g，血竭 10g，松香 10g，羊胆 5 具，冰片 3g，麝香 3g，乳香 20g，没药 20g。

【用法】将香油煎沸，加松香溶后离火，均匀撒血竭粉于液面，以深赤色为度，再下羊胆汁，加至起黄色泡沫为止，待冷却加入冰片、麝香即成，摊在胶布上贴于痛处。

【适应证】上额窦癌痛。

【注意事项】局部破溃及过敏者勿用。

【出处】贾一江，庞国明，府强等.《当代中药外治临床大全》中国中医药出版社.

处方 176

癌痛散：山柰 20g，乳香 20g，没药 20g，大黄 20g，姜黄 20g，栀子 20g，白芷 20g，黄芩 20g，小茴香 15g，公丁香 15g，赤芍 15g，木香 15g，黄柏 15g，蓖麻仁 20 粒。

【用法】诸药共为细末，用鸡蛋清调匀外敷。

【适应证】外敷乳根穴治疗肺癌痛；外敷期门穴治疗肝癌痛。

【注意事项】对本药物成分过敏者禁用，皮肤溃破者慎用。

【出处】王华，钱志云.《当代中医外治精要》中国中医药出版社.

处方 177

大黄 50g，天花粉 100g，冰片 20g，黄柏 50g，生南星 20g，乳香 20g，没药 20g，姜黄 50g，皮硝 50g，芙蓉叶 50g，雄黄 30g。

【用法】上述诸药研为细末，加饴糖调成厚糊状，摊于油纸上，厚 3~5cm，略大于肿块，外敷癌痛处。

【适应证】肝癌痛。

【注意事项】对本药物成分过敏者禁用，皮肤溃破者慎用。

【出处】贾一江，庞国明，府强等.《当代中药外治临床大全》中国中医药出版社.

处方 178

蜈蚣 10 条、生米壳 45g，陈橘皮 45g，硼砂 30g，蚤休 45g，全蝎 30g，乳香 30g，没药 30g，紫花地丁 45g，银珠 9g，麝香 1.5g。

【用法】上述药物各研细粉混匀。每次用荞麦面粉打成稀糊，调入药粉，按疼痛部位大小、外敷于对侧（肝区部位的对侧）皮肤上、每敷 24 小时换药 1 次或 2 日换药 1 次。

【适应证】肝癌痛。

【注意事项】对本药物成分过敏者禁用，皮肤溃破者慎用。

【出处】贾一江，庞国明，府强等 .《当代中药外治临床大全》中国中医药出版社 .

处方 179

蟾酥、生川乌、两面针、公丁香、肉桂、细辛、七叶一枝花、红花等 18 种中药。

【用法】将上药制成中药橡皮膏，外贴癌性疼痛区，每 24 小时换药 1 次，7 天为 1 个疗程。

【适应证】各种癌痛。

【注意事项】对本药物成分过敏者禁用，皮肤溃破者慎用。

【出处】王华，钱志云 .《当代中医外治精要》中国中医药出版社 .

处方 180

消岩膏：山慈菇 30g，土贝母 30g，五倍子 30g（瓦上炙透）、独活 30g，生香附 30g，生南星 15g，生半夏 15g。

【用法】上述药物研为细末，用醋膏调成糊状，摊贴在肿块上，膏药摊贴范围略大于肿块，然后用胶布或橡皮膏贴上，每 24 小时换 1 次药。

【适应证】乳腺癌痛。

【注意事项】对本药物成分过敏者禁用，皮肤溃破者慎用。

【出处】蔡向红，轩宇鹏 .《民间偏方大全》陕西科学技术出版社 .

处方 181

散结止痛膏：重楼、冰片、生川乌、夏枯草、生南星、白花蛇舌草。

【用法】诸药加工制成膏药，贴敷于乳房肿块处，每 1~2 天换 1 次药。

【适应证】乳腺癌疼痛。

【注意事项】对本药物成分过敏者禁用，皮肤溃破者慎用。

【出处】张湖德 .《偏方秘方大全》中医古籍出版社 .

处方 182

雄黄 15g，白矾 15g，硇砂 10g，黄柏 30g，乳香 15g，没药 15g，麝香 2g，蟾酥 0.2g，苦参 30g，冰片 3g。

【用法】上述药物各研细粉混匀，用蛋黄油调膏。将药膏贴敷患处，每天换药 1~2 次。

【适应证】宫颈癌痛。

【注意事项】对本药物成分过敏者禁用，皮肤溃破者慎用。

【出处】贾一江，庞国明，府强等.《当代中药外治临床大全》中国中医药出版社.

二、非药物外治法

（一）针刺疗法

处方 183

耳穴交感、肾、脾、胃、食道、神门、内分泌。

【操作】取上述穴位针刺，留针 5~20 分钟，每天 1 次，7~10 天为 1 个疗程。

【适应证】癌性疼痛、进食不畅。

【注意事项】晕针者禁用。

【出处】尉迟静.《简明耳针学》安徽科学技术出版社.

处方 184

主穴：璇玑、膻中、中脘、天枢、内关、足三里、三阴交、合谷等；上焦病证配扶突、气舍、大杼；中焦病证加气户、俞府、膏肓等；下焦病证加期门、章门、绝骨等；胸痛引背者加心俞及胸背阿是穴。

【用法】穴位随证加减，手法宜平补平泻，捻转行针（20~30 分钟），每天 1 次，10 天为 1 个疗程。

【适应证】各型肿瘤引起的癌痛。

【注意事项】晕针者禁用，注意观察避免折针。

【出处】石学敏.《针灸推拿学》中国中医药出版社.

🧉 **处方 185**

十二井穴。

【用法】用电热针从十二经井穴开始激发经气感传，使气至病所，每天 1 次，每次 1 条经，气至病所后继续治疗 30 分钟，刺激强度以舒适为度，频率 1~2 次 / 秒，刺激 12 分钟，有感传者可以接力，无感传者迅速调到 3~4 次 / 秒，至有感传再缓慢调到 500Hz，如无感传者可将强度调回零位，再调强度钮使腧穴周围微见肌跳，以患者能忍受为度，在此基础上增频多可激发感传。治疗时室温宜在 20~30℃，穴位皮温在 20℃以上，针尖温度在 35~38℃或调至患者能耐受为度，针尖指向病灶，28 次为 1 个疗程。

【适应证】各型癌痛。

【注意事项】避免受凉，晕针者禁用。

【出处】赵长龙，李艳华.《实用中医针灸推拿》中医古籍出版社.

（二）拔罐疗法

🧉 **处方 186**

胸痛取胸痛点相对应的后背正中线上 2 或 3 指处拔罐；背痛取痛点及痛点上 2 或 3 指正中线处为穴。

【操作】每次拔 2~6 个罐，留罐时间 10~15 分钟。

【适应证】食管癌疼痛。

【注意事项】精神疾病患者，合并呼吸衰竭、严重心肝肾和造血系统原发性疾病者，年老体弱、久病体虚、皮肤破溃者禁用。

【出处】王华，钱志云.《当代中医外治精要》中国中医药出版社.

综合评按：中医外治法丰富了癌性疼痛的治疗手段，且安全，速效，无止痛药物的不良反应，使用方便，价钱低廉，在临床中应用广泛。中医外治法可单独使用，也可与其他方法联合应用，为晚期肿瘤患者及不能耐受阿片类药物不良反应的患者带来了福音。但是，中医外治法多以局部治疗为主，对于疼痛部位较多或疼痛部位不固定的患者治疗存在一定的局限性。且目前中医外治法尚缺乏统一的诊治规范，缺乏针对特定病种、特定疼痛性质的中医外治法的选择。临床研究多为医家个人经验方，缺乏多中心、大样本的临床试验，高水平临床观察较少。因此，在今后的临床研究中，试验设计应更为严谨，应制定统一的疗效评价标准及疼痛评价量表，从而更好地提高临床疗效。

癌性发热

恶性肿瘤患者常伴有发热，有的为肿瘤疾病本身所致，有的为患者并发感染而引起。据统计，恶性肿瘤死亡的原因以感染占首位，可高达70%。故发热虽是临床常见而普遍的症状，但对肿瘤的治疗及预后有重大意义。

1. 常见的发热类型

（1）癌症导致的发热

癌细胞能产生一些物质，如类癌产生 5- 羟色胺，嗜铬细胞瘤产生儿茶酚胺，肝细胞癌产生甲胎蛋白，以及许多癌细胞能产生异位激素等等，它们对机体发生各种不同的反应，有些物质可引起发热。此外，当癌症发展到一定程度时可发生无菌性坏死，坏死物质释放内源性致热原亦可引起发热。另外，癌转移到中枢神经系统的某些部位也可引起发热。

（2）感染性发热

肿瘤患者的发热，很多是由感染引起的，在肿瘤患者死亡原因中，感染约占70%，这说明肿瘤患者易感染且感染往往不易控制，而发热常是感染首先发出的信息或是仅有的症状，如不及时积极处理，常导致不可挽救的局面。常见的癌症患者的易感因素主要有以下几点：

①免疫功能抑制：在肿瘤发展过程中，由于肿瘤细胞本身或通过肿瘤细胞所产生的免疫抑制因子的作用及肿瘤诱发的抑制细胞的作用而导致免疫功能抑制。细胞免疫抑制及体液免疫抑制，可单独出现，也可二者同时存在。此外，在治疗肿瘤过程中使用的抗癌药物大都具有不同程度的抑制机体免疫功能的作用。如癌症患者长期使用肾上腺皮质激素治疗时，对自身免疫功能会产生抑制。

②中性粒细胞减少：中性粒细胞减少是癌症患者发生感染最重要的因素。急性白血病和慢性淋巴性白血病常造成骨髓功能衰竭。抗肿瘤药物大部分对骨髓有不同程度的抑制作用，放射治疗也能引起骨髓抑制。目前对肿瘤的治疗趋向采用综合性措施以提高疗效，但造成中性粒细胞降低的可能性也随之增加，故在增效的前提下要注意出现的危害性。

③营养不良：癌症系消耗性疾病，尤其在晚期癌症患者营养不良更为显著。肿瘤细胞可产生有害物质，引起患者食欲不振、发热等，肿瘤患者常因摄入、消化、吸收不良而导致能量供应减少，此外伴有的呕吐、腹泻等因素也会加重患者营养不良的程度。

④其他因素：精神状态与肿瘤患者的感染有一定关系。此外实体瘤发展到一定程度，可因占位性病变而使机体管道系统受压，造成血液循环障碍或肺不张、肠梗阻、胆道系统阻塞等，均可增加感染机会。放射治疗可引起局部炎症反应；甚或组织坏死引起脏器穿孔，导致严重的感染。各种插管造影、纤维内窥镜检查均可引起感染，故对这类医源性感染应予重视，严格进行消毒灭菌制度，尽量避免感染的发生。

（3）药物热

肿瘤患者的药物热，常见于使用免疫抑制剂治疗时所引起的发热，大多不影响抗肿瘤的治疗。在抗肿瘤药物中可能引起发热的以平阳霉素（或博来霉素）最常见，阿霉素、柔红霉素、顺铂、门冬酰胺酶、链脲霉素等也可能引起发热。此外，其他原因有输血或与血制品有关的致热原性反应，非化疗药引起的药物过敏等。

2. 癌性发热的诊断

仔细分析上述致病因素，则可发现非感染及非肿瘤性发热的诊断常无困难，与输血及化疗有关的发热持续时间短，发热常在 24 小时内消退，如考虑有药物热可能，则停用可疑药物后发热可消退。癌转移至小丘脑的体温调节中枢引起的发热是罕见的，可做 CT 确诊。由放射性肺炎及心包炎引起的发热可根据病史，体检及 X 线诊断。当缺乏上述致病因素并经相应细菌学及广泛临床检查未发现感染病因时，必须考虑癌性发热之可能性。国外有资料证明甲氧萘丙酸有选择性抗肿瘤性发热的作用，可用来鉴别感染性与肿瘤性发热。

癌性发热常见于恶性淋巴瘤、白血病、肺癌、肝癌、骨肉瘤、胃癌、结肠癌、胰腺癌、肾癌等。临床可根据患者具体情况、用中西医结合方法予以处理。

一、药物外治法

（一）灌肠疗法

处方 187

生石膏 100g，知母 20g，炒山栀 10g，金银花 30g，蒲公英 30g，芦根 30g，白花蛇舌草 30g，天花粉 30g 等。

【用法】煎煮后取 150ml 保留灌肠。

【适应证】各型肿瘤出现实热内炽证，症见发热持续、热势不减、可达 39℃以上，口干口渴、喜饮冷水，面色红炽，伴有汗出，心烦易急。

【注意事项】体质虚寒者禁用；气血将脱者禁用；对本药物过敏者禁用。

【出处】贾一江，庞国明，府强等 .《当代中药外治临床大全》中国中医药出版社 .

（二）穴位贴敷疗法

处方 188

吲哚美辛栓。

【用法】取吲哚美辛栓 50mg 研粉外敷神阙穴。

【适应证】各型肿瘤中低热。

【注意事项】药物过敏者禁用。

【出处】王华，钱志云 .《当代中医外治精要》中国中医药出版社 .

处方 189

大黄、焦山栀、僵蚕、牛膝、细辛各等份。

【用法】取上药适量共研粉末，加水调成糊状，贴敷于双涌泉穴，用纱布包扎固定，4~6 小时后取下，无效时可连用。糊剂可使药物缓慢释放，延长药效，缓和药物的毒性。

【适应证】各型肿瘤中低热。

【注意事项】对本品成分过敏者禁用。

【出处】庞国明.《偏方治大病小绝招》中国医药科技出版社.

（三）涂擦疗法

处方 190

葱白、升降、胡荽、食盐适量。

【用法】加白酒调匀，用纱布包之，涂擦于患者前胸、后背、手心、足心、腋窝等处，涂擦一遍后，可促进全身血液循环，使汗出热退。

【适应证】各型肿瘤中低热。

【注意事项】避免受凉；气血将脱者禁用。

【出处】贾一江，庞国明，府强等.《当代中药外治临床大全》中国中医药出版社.

二、非药物外治法

（一）物理降温法

处方 191~194

处方 191：50% 乙醇溶液擦浴。

处方 192：用温水加入适量薄荷油进行擦浴。

处方 193：用冰帽置头部，或将冰块置室内或大血管部位。

处方 194：用荆芥、薄荷各 30g，煎水擦浴。

【用法】见处方。

【适应证】肿瘤患者体温在 39.5℃以上时可用。

【注意事项】气血将脱者禁用。

【出处】李小寒，尚少梅.《基础护理学》人民卫生出版社.

（二）针刺、放血疗法

处方 195

大椎、合谷、曲池等穴位。

【**操作**】针刺双侧各穴位，中等刺激至强刺激，用泻法。

【**适应证**】各种实性中低热。

【**注意事项**】晕针者禁用，避免滞针、折针。气血将脱者禁用。

【**出处**】赵长龙，李艳华.《实用中医针灸推拿》中医古籍出版社.

处方 196

大椎、十宣、尺泽、委中穴等。

【**操作**】针刺双侧各穴位，中等刺激至强刺激，用泻法。

【**适应证**】各种实性中高热。

【**注意事项**】晕针者禁用，避免滞针，折针。气血将脱者禁用。

【**出处**】赵长龙，李艳华.《实用中医针灸推拿》中医古籍出版社.

综合评按：中医对肿瘤急性发热的治疗强调辨证求因，审因论治，即针对其病因病机特点施以相应的治法。临床所见肿瘤患者的发热，有因于邪实者，有因于正虚者，当分而辨之。急性发热是肿瘤患者恶性发展态势特征之一，突出表现为正不胜邪，后天之本败绝，气血无以化生，气阴双亏。对于肿瘤急性发热必须尽快辨析病因，明确治法，减轻对机体的损害，否则会危及生命。无论外治、内治，以尽快减轻患者不适为治疗目的。

癌性胸腔、腹腔积液

一、癌性胸腔积液

胸腔积液可分为漏出液和渗出液。恶性肿瘤一般不产生漏出液。癌性胸水一般占渗出性胸水的 40%~80%。肺癌、乳腺癌、淋巴瘤、胸膜间皮肉瘤、卵巢癌、胃癌是侵犯胸膜的常见恶性肿瘤。

（一）发病病因

恶性肿瘤患者的胸腔积液可继发于各种原因。有些胸水是由于癌细胞侵入脏层和壁层胸膜所直接引起；有些则是由于癌肿的间接影响结果所致。

癌性胸腔积液的直接产生因素有：①原发性肺癌直接蔓延至脏层胸膜。②来自脏层和壁层胸膜的肿瘤，如间皮肉瘤。③胸膜下肺实质转移癌侵犯邻近的脏层胸膜。胸膜下的原发性或转移性肿瘤生长穿过脏层胸膜，癌细胞将脱落于胸腔，最终，癌细胞种植到壁层胸膜和脏层胸膜的其余部分。癌细胞的种植导致胸腔积液，这种积液为渗出液，常呈血性，细胞学检查可发现癌细胞。

癌性胸水的间接原因可分三类：①脏层和壁层胸膜的淋巴和或静脉回流阻塞所引起的胸膜渗出液的积聚。②胸腔漏出液见于有低蛋白血症的恶性肿瘤的虚弱患者。③原发癌或较少因转移癌而致支气管内阻塞，引起阻塞性肺炎和或肺不张的胸水。这种胸腔积液无特殊治疗方法，治疗应针对支气管内阻塞性病变。

（二）临床诊断

1. 癌性胸水的症状

癌性胸水患者的症状是多样的，很多患者即使有大量胸腔积液却无胸水的症状，有症状者其症状常见闷气、咳嗽、胸痛。闷气为最常见的症状，是大量肺组织受压所引起，胸痛可能是因为肺实质内和胸腔内压增加后刺激交感神经所引起。其他症状还有心悸、体重减轻、食欲减退、发热、畏寒等，痰血较少见。

2. X 线表现

胸腔积液的 X 线表现是多样的，当胸腔积液在 250ml 以上时，在胸部后前位片上往往表现为肋膈角变钝。在侧位片上有时可以发现 10ml 游离液。

大量的胸腔积液可局限在肺与膈肌之间，其容量甚至可达 1000ml，而在后前位胸片中无肋膈角改变，此种现象被称为肺下积液，在站立前位 X 线胸片上，膈下胃泡影与肺的膈面间距增宽，可为重要诊断依据。

一侧胸腔阴影常提示大量积液全肺不张或整个胸腔被肿瘤充满，超声检查可分辨液体或实质性肿瘤。纵隔的位置在胸水的诊断方面也十分重要，纵隔向对侧移位提示胸水生长十分活跃，最常见于恶性肿瘤患者。

3. 癌性胸水的诊断

约 53% 患者通过胸腔一次穿刺所取胸液经细胞学检查可明确诊断，反复多次穿刺细胞学检查时可获得 73% 的阳性率，虽然胸穿是简单而常用的诊断胸水的方法，但胸膜活检是必要的，两种方法结合可达到 90% 的确诊率。上述两法均未能明确时，可根据情况行气管检查以明确气管阻塞范围、肺不张与胸水的关系；纵隔淋巴结转移阻塞淋巴而引起的胸水，可通过纵隔镜诊断。胸腔镜、剖胸探查可作为最后采取的诊断方法。

有很多检查胸水的方法可以帮助鉴别癌性胸水与其他胸水，如胸水中与血浆中免疫球蛋白的比例、电镜检查、流式细胞检查仪以及癌胚抗原，以上检查从理论上可以辨别是不是恶性胸水，但仍只能作为临床参考而不能确认。

乳糜胸的胸水混浊或呈乳汁样，其中甘油三酯大于 110mg/dl。50% 乳糜胸由恶性淋巴瘤引起。另有一种含胆固醇混浊的慢性胸腔积液，病程可长达 5 年以上，但不是癌性胸水，临床应与前者鉴别。

二、癌性腹腔积液

由于恶性肿瘤所继发引起的腹腔内游离液体积聚，不论其发生机制或液体性质如何，均称为癌性腹水，其形成随原发肿瘤有所不同。

（一）发病原因

癌性腹水形成的原因有 2 种，一是淋巴循环障碍，如肝癌可以引起肝脏淋巴液生成，引起肝淋巴循环障碍，以致形成腹水。引起淋巴循环障碍的环节大致有两个：第一，肿瘤机械性堵塞或压迫，引起淋巴液在肝细胞间隙的流动；第二，肝癌，尤其伴有肝硬化时，肝窦后的静脉压升高，血管内液体补渗，血管外液体增加，Bisse 腔扩大，其结果一方面使肝细胞受损，另一方面使肝淋巴液由肝浆膜面及肝内淋巴液生成过多，当超过肝淋巴管及胸导管的运送能力时，即可引起淋巴液瘀滞，使含有丰富血浆蛋白的淋巴液由肝浆膜面及肝内淋巴管漏出，进入腹腔。恶性肿瘤引起腹水的另一个原因是包膜破裂或被浸润，癌细胞蔓延到腹膜表面，呈弥散性局部扩张，引起腹膜本身毛细血管床通透性的改变和再吸收功能的改变，促使腹水的生理分泌增加，再吸收功能受到破坏，失去平衡所造成的。胃癌、胰腺癌等形成腹水的主要原因也是如此。但其中一部分腹水形成与肝癌相似，而另一部分患者则与横膈淋巴被癌组织栓塞有关。

（二）癌性腹水的诊断

癌性腹水多见于肝癌、胃癌、肠癌、胰腺癌、卵巢癌、子宫癌、恶性淋巴瘤及腹膜间皮肉瘤等。主要临床表现是原发癌的局部症状，恶病质与腹水。

有无移动性浊音是发现腹水的重要依据。腹腔内有大量游离液体时可有液波震颤。临床上必须与其他原因所致的腹部膨胀相区别，如巨大卵巢囊肿，其他巨大腹腔囊肿与巨大肾盂积水、肥胖、肠胀气等。

癌性腹水生长迅速，多为渗出液，也可为漏出液，常为血性，穿刺排液后有迅速再行积聚倾向。其细胞计数增高，红细胞常占较大比例，由于细胞碎片的存在，腹水外观混浊，如反复做癌细胞检查，可找到癌细胞。间皮肉瘤患者的腹水中，见有幼稚的上皮细胞存在。肿瘤压迫门静脉引起的腹水，可为黄色漏出液，与肝硬化产生的腹水甚为相似，但肝实质功能往往无明显损害，可资鉴别。

诊断时常需找寻原发肿瘤，必要时可适量放腹水，以便触摸肿块。其他手段如内镜、超声波、CT 等，可显著地提高病因诊断水平。腹腔积液酶活性的测定，也有一定的参考价值。如癌性腹水中乳酸脱氢酶（LDH）活性较血清 LDH 活性为高，腹水 LDH/ 血清 LDH 的比值常大于 1。

三、药物外治法

中药贴敷疗法

处方 197

十膃取水膏：大戟、甘遂、麻黄、乌梅、胡芦巴、葶苈、芫花、黑丑、细辛、汉防己、槟榔、海蛤、陈皮、桑皮各 10g，生姜 3 片。

【用法】麻油熬，黄丹收。贴肺俞或神阙穴。

【适应证】胸腔、腹腔积液。

【注意事项】对本药物过敏者禁用。

【出处】贾一江，庞国明，府强等.《当代中药外治临床大全》中国中医药出版社 .

处方 198

白术、附子、干姜、木瓜、茯苓、大腹皮、黄芪、木香、桂枝、猪苓、泽泻各 10g。

【用法】将所有药物均匀混合，加入适量的水加热搅拌成糊状，避开穿刺点在腹部均匀外敷，厚度以 2~3mm 为宜，然后以纱布覆盖，胶布固定。药物敷 6~8 小时，1 次 / 天。3 星期为 1 个疗程，共 2 个疗程。

【适应证】各型肿瘤引起的腹腔积液。

【注意事项】气血将脱者禁用。

【出处】《内蒙古中医药》2016，5：106–107.

四、非药物外治法

针灸疗法

处方 199

大椎、身柱、神道、灵台、八椎旁夹脊、脾俞、胃俞、足三里。滴水不入加刺金津、玉液、天突；高热加刺曲池、外关。

【操作】本组以针灸并用、扶正祛邪相结合为治疗原则。第一步为麦粒灸，每穴灸 7~9 壮，隔日灸 1 次，每次灸毕，用灸疮膏贴在灸穴上，使之化脓，在化脓期间进入第二步，用提插结合捻转手法，以得气为度。针灸同时，常用一些扶正软坚、清热解毒的中药。如滴水不入者加用吞畅散、双半合剂等。

【适应证】各型癌所致腹腔积液，症见纳差、疼痛、肿瘤吸收热等。

【注意事项】避免折针，晕针者禁用；气血将脱者禁用。

【出处】《肿瘤中医证治精要》2007（8），164.

综合评按：肿瘤中医外治法种类繁多，而且各自适用范围有所不同，临床应该准确把握每一种外治法的作用特点和适应病症，合理选用方法能够使其作用最大化，提高临床疗效。同时也应该看到肿瘤中医外治法还存在许多问题，有许多地方都值得改进：一方面是要整理历代文献和民间中医的经验，从旧知识中发现新智慧，从老经验中学出新方法，不断丰富肿瘤中医外治的方法，促进肿瘤中医外治药物的研发。另一方面是要及时更新自己的知识，密切关注现代科学技术的发展，将现代科学最先进的技术与中医药结合起来，不断改进剂型，创造出更加高效、实用的新方法，推进肿瘤中医外治向着更加美好的方向发展。

《当代中医外治临床丛书》
参编单位

总主编单位

河南大学中医药研究院   中华中医药学会慢病管理分会

开封市中医院   海南省中医院

北京中医药大学深圳医院

副总主编单位（排名不分先后）

北京中医药大学   南京中医药大学

山东中医药大学   河南大学中医院

黑龙江中医药大学   辽宁中医药大学

四川省第二中医医院   浙江省义乌市中医医院

南阳理工学院张仲景国医国药学院   湖北省英山县人民医院

河南省中医糖尿病医院   江西省高安市中医院

河南省长垣中西医结合医院   甘肃省兰州市中医医院

甘肃省兰州市西固区中医院   河南省开封市儿童医院

河北省馆陶县中医院   湖北省咸宁市中医院

湖北省武穴市中医院   中日友好医院

编委单位（排名不分先后）

河南省中医院   河南省开封市第五人民医院

南阳理工学院张仲景国医国药学院   河南省郑州市中医院

开封市中医糖尿病医院   河南省项城市中医院

广东省深圳市妇幼保健院   河南省荥阳市中医院

山东省聊城市中医院

中国人民解放军陆军第 83 集团军医院

甘肃省兰州市西固区中医院

成都中医药大学

江苏省扬州市中医院

江苏省盐城市中医院

江苏省镇江市中医院

河北省石家庄市中医院

河南省三门峡市中医院

河南省三门峡市颐享糖尿病研究所

河南省安阳市中西医结合医院

河南省林州市人民医院

广州中医药大学顺德医院附属均安医院

河南省南阳市中医院

河南省南阳名仁医院

河南省骨科医院

河南省濮阳市中医院

四川省南部县中医院

贵州省福泉市中医院

浙江省义乌市中医医院

海南省三亚市中医院

黑龙江省安达市中医医院

湖北省天门市中医医院

湖北省老河口市中医医院

深圳市罗湖区中医院